Abnehmen

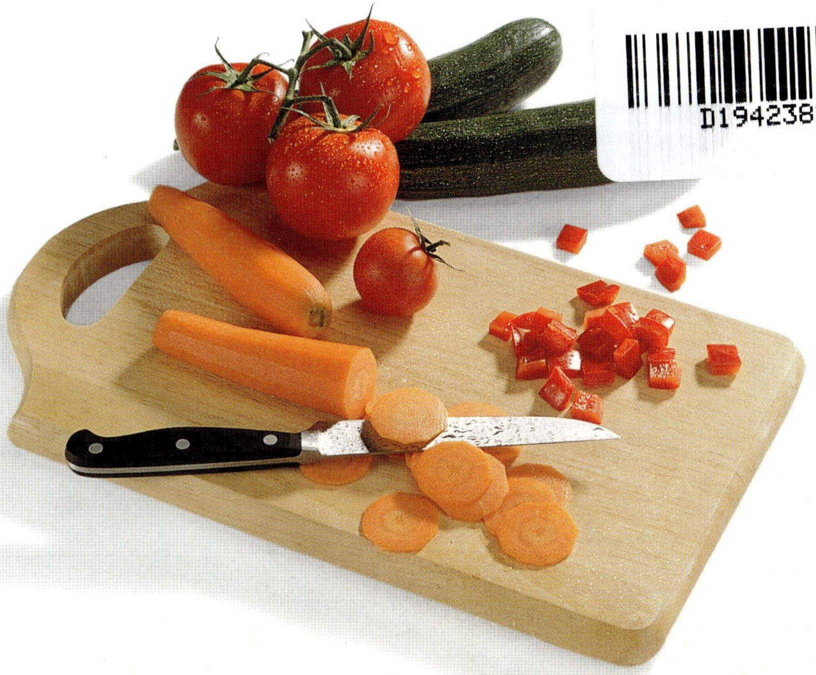

Frühstück	Seite	Beilagen kochen	Gekochte Beilagen, Brot	Gemüse	Salatgemüse, Kräuter	Aufschnitt	Käse
Bunte Knäckebrote	8		B		●		
Käsebrot mit Tomate	8		B		●		20 g
Brot mit Aufschnitt	9		B		●	20 g	
Spiegelei mit Vollkornbrot	9		B		●		
Ei, Kressebrot und Obstsalat	10		B				
Obstsalat mit Vanillejoghurt	10		Müsli				
Milch mit Corn-flakes	11		C-flakes				
Quarkspeise mit Erdbeeren	11		Müsli				

Kalte Mahlzeiten und Lunchpakete	Seite	Beilagen kochen	Gekochte Beilagen, Brot	Gemüse	Salatgemüse, Kräuter	Aufschnitt	Käse
Bunter Salat mit Eiern	42		B		●		
Kartoffelsalat mit Würstchen	42		K		●	●	
Nudel-Spinat-Salat mit Putenleber	44		N	●			
Reis mit Fleischklößchen	44		R	●			
Curryreis mit Putenfleisch	46		R	●			
Maissalat	47		K	●		●	
Fisch mit Senfsauce	48		K		●		
Nudel-Muschel-Salat	48		N		●		
Kartoffelsalat mit Matjes	49		K				
Avocado mit Krabben	49		B		●		
Brot mit Aufschnitt und Gurke	50		B		●	50 g	
Buntes Käsebrot	51		B		●		50 g
Rührei-Sandwich	52		B		●		
Bunte Quarkbrote	52		B		●		
Brot mit Matjestatar	53		B		●		
Thunfisch-Sandwich	53		B	●			
Quark mit Früchten	54		B				
Quarkdip mit Rohkost	54		B	●			

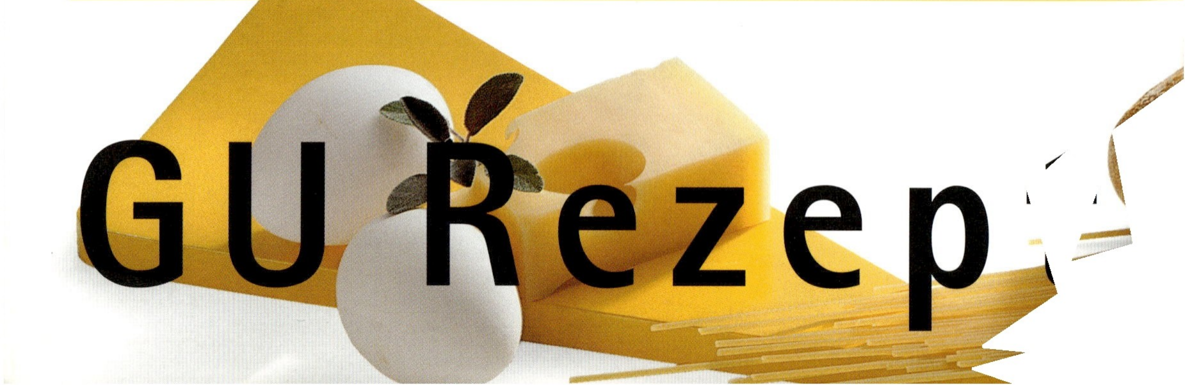

	Geflügel	Fisch	Fleisch	Fleischklößchen	Quark, Milchprodukte	Eier	Obst
					●		
						1	
						1	●
					●		●
					●		●
					●		●

						2	
	●						
				●			
	●						•
		●					
		●					
		●					●
		●					•
						2	
					●		
		●					•
		●					
					●		●
					●		

Hier und auf der nächsten Doppelseite sind alle Rezepte dieses Buches aufgelistet. Dieser Wegweiser ist unterteilt in Frühstück, kalte und warme Mahlzeiten. Er zeigt Ihnen die Seitenzahl an, auf der Sie das gewünschte Rezept finden können. Außerdem sehen Sie auf einen Blick, welche drei Hauptzutaten für die Zubereitung vorrätig sein müssen. Sie können sogar erkennen, ob zum Beispiel die Beilagen frisch gekocht werden – dauert immer etwas länger – oder ob Sie bereits vorhandene, gekochte Beilagen zu einem schnellen Gericht weiterverarbeiten können.

- ● Dieser Punkt bedeutet: Hiervon wird eine ganze Portion, nämlich 150 g, benötigt.
- • Der kleine Punkt bedeutet: Hiervon wird nur eine kleine Portion benötigt, manchmal nur ein Rest von einem Salatgemüse, Gemüse oder etwas Obst.

Bei Gerichten, für die Sie die Beilagen frisch kochen müssen, sollten Sie gleich eine Portion mehr mitkochen – als Grundzutat für ein schnelles, warmes Pfannengericht am nächsten Tag, einen Salat am Abend oder ein Lunchpaket für den Arbeitsplatz. In der Spalte »Gekochte Beilagen« finden Sie dann die richtigen Anregungen: schmackhafte Rezepte für die Weiterverwertung Ihrer bereits gekochten Vorräte. Die Buchstaben in dieser Rubrik bedeuten:

K = Kartoffeln N = Nudeln
R = Reis B = Brot

(Portionsgrößen Seite 60)

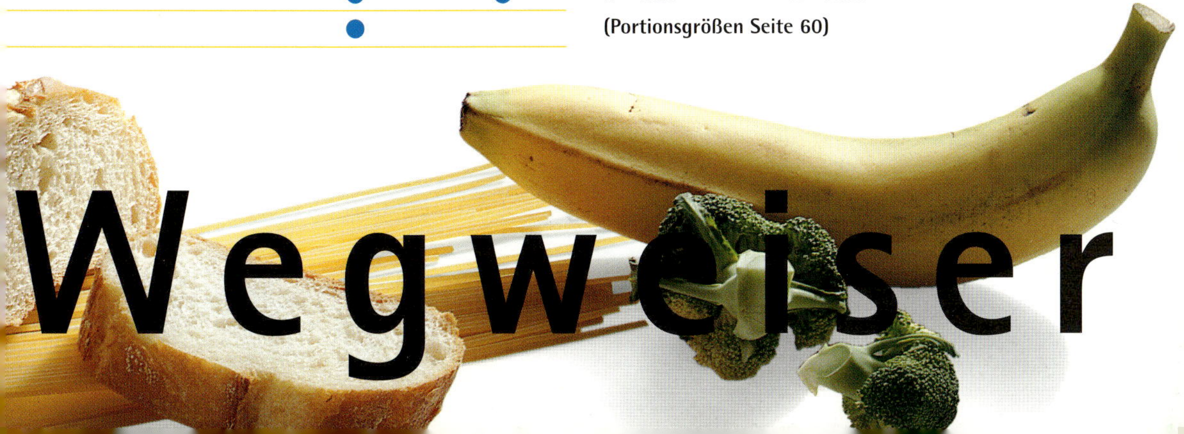

Wegweiser

Warme Mahlzeiten	Seite	Beilagen kochen	Gekochte Beilagen, Brot	Gemüse	Salatgemüse, Kräuter	Aufschnitt	Käse
Hähnchenfleisch mit Zuckerschoten	14	R		●			
Hähnchenkeule mit Tomatengemüse und Reis	14	R			●		
Putenschnitzel mit buntem Salat	16		K		●		
Hähnchensteaks mit Chicorée	17	R		●			
Geflügelleberragout	18	N		●			
Putencurry	18	R					
Huhn mit Kartoffelmus	19	K		●			
Putensteaks Pizzaiola	19	N			●		
Gefüllte Forelle mit Kartoffel-Zwiebel-Gemüse	20	K			●		
Schollenfilet und Zucchinireis	20	R		●			
Gebratenes Seelachsfilet mit lauwarmem Kartoffelsalat	22	K			●		
Gebratenes Fischfilet mit Gurkengemüse und Pellkartoffeln	23	K		●			
Spaghetti mit Lachs	24	N		●			
Pfannfisch	24		K		●		
Shrimpspfanne	25		R	●			
Lauch-Krabben-Suppe	25		B	●			
Lammkoteletts mit Knoblauchcreme	26	K		●			
Kalbsleber mit Apfel und Kartoffelpüree	26	K					
Banane mit Schinken	28	R		•		●	
Filet mit Bohnen	28		K	●			
Maispfanne	29		K	●		●	
Sülze mit Bratkartoffeln	29		K		●	100 g	
Zwiebelrostbraten mit Spätzle und grünem Salat	30	N			●		
Wiener Schnitzel mit Kartoffelsalat	31		K		●		
Spaghetti mit Fleischklößchen	32	N			●		
Pilzpfanne	32		R	•	•		
Zwiebelpfanne	33		K		●		
Frikadellen mit Möhren	33	K		●			
Spiegeleier, Bratkartoffeln und Tomatensalat	34		K		●		
Eier mit Senfsauce, Kresse und grünem Salat	34	K			●		
Omelett mit Pilzen	36		K	●			
Lauch-Erbsen-Reis	36		R	●			
Gebratene Nudeln	37		N	●			
Spinat mit Spiegeleiern	37	K		●			
Pellkartoffeln mit Quark und Rohkost	38	K			●		
Gemüsegratin	38		K	•	•		50 g

Geflügel	Fisch	Fleisch	Fleischklößchen	Quark, Milchprodukte	Eier	Obst
●						
●						
●						
●						
●						
●						●
●						
●						
	●					
	●					
	●					
	●					
	●					
	●					
	●					
	●					
		●				
		●				●
						•
		●				
		●				
		●				
			●			
			●			
			●			
			●			
					2	
					2	
					2	
					2	
					2	
					2	
				●		

● Dieser Punkt bedeutet: Hiervon wird eine ganze Portion, nämlich 150 g, benötigt.

• Der kleine Punkt bedeutet: Hiervon wird nur eine kleine Portion benötigt, manchmal nur ein Rest von einem Salatgemüse, Gemüse oder etwas Obst.

K = Kartoffeln

N = Nudeln

R = Reis

B = Brot

(Portionsgrößen Seite 60)

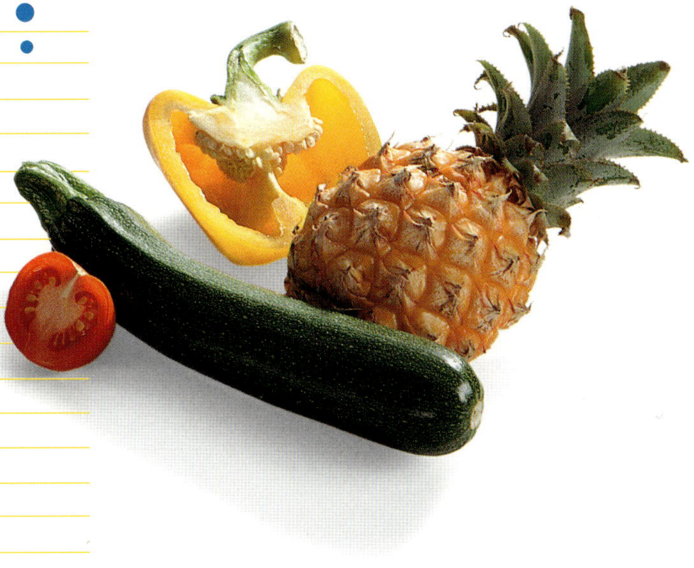

▼

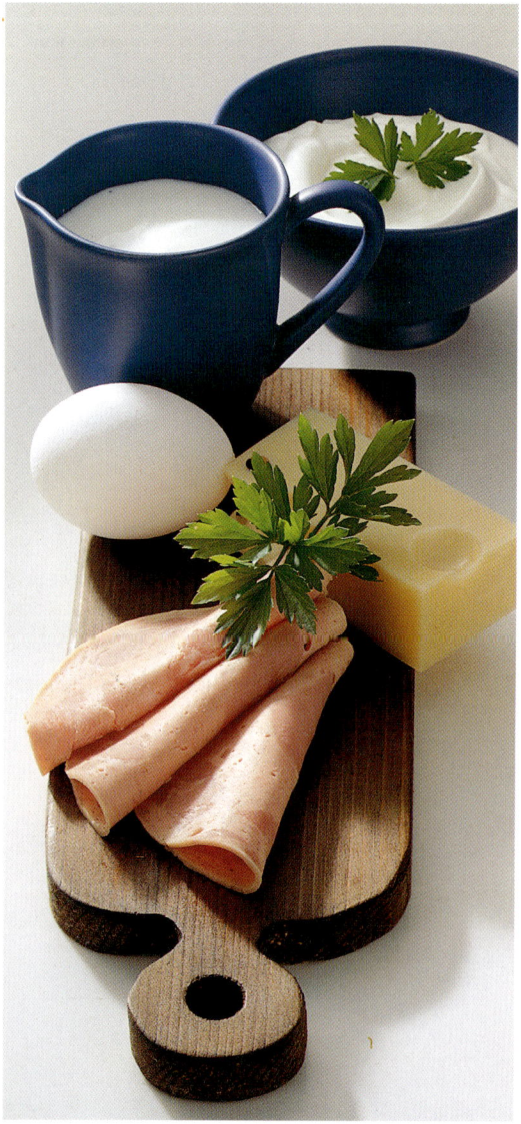

Milchprodukte, Eier, Aufschnitt und Käse sind die eiweißhaltigen Bestandteile Ihres Frühstücks.

Frühstück

Ohne Frühstück sollten Sie morgens nicht aus dem Haus gehen. Bei einem heißen Kaffee oder Tee können Sie sich in Ruhe auf den Tag vorbereiten und Ihr Frühstück genießen. Das gibt Ihnen die Kraft und Gelassenheit, mit dem Streß des Tages fertig zu werden – immerhin haben Sie schon etwas für sich und Ihre Gesundheit getan.
Auf den Fotos sehen Sie, aus welchen drei Gruppen von Grundzutaten Sie Ihr Frühstück kombinieren sollten. Auf den folgenden Seiten finden Sie acht Beispiele, wie Ihr Frühstück dann aussehen kann. Aber Sie können fröhlich selbst kombinieren – immer mit möglichst wenig Fett. Alle Rezepte sind für 1 Person berechnet.

▼ heißt: Hiervon kann es etwas weniger sein.
▲ heißt: Hiervon kann es etwas mehr sein.

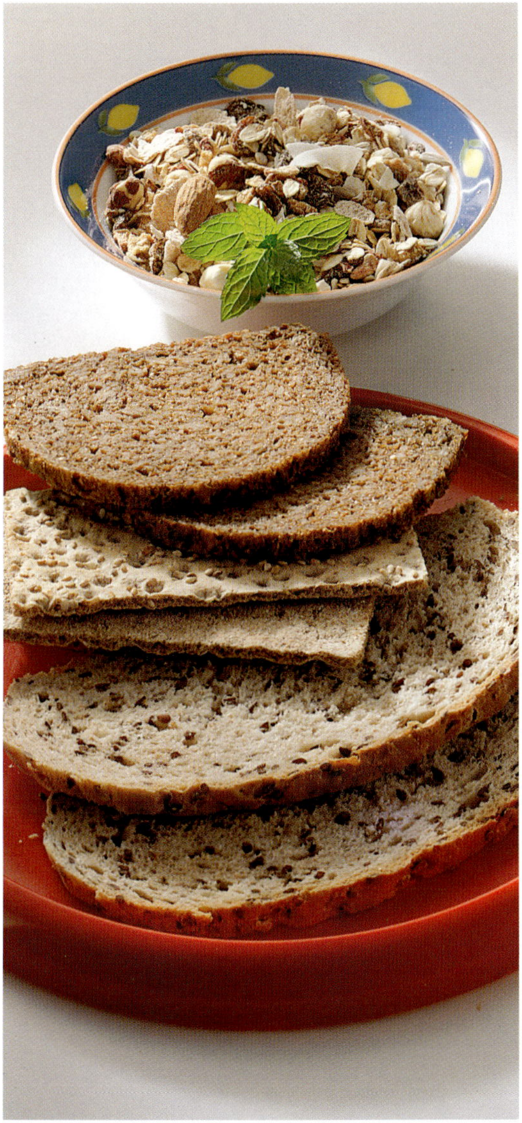

Brot und Müsli liefern schon frühmorgens reichlich Kohlenhydrate und Ballaststoffe.

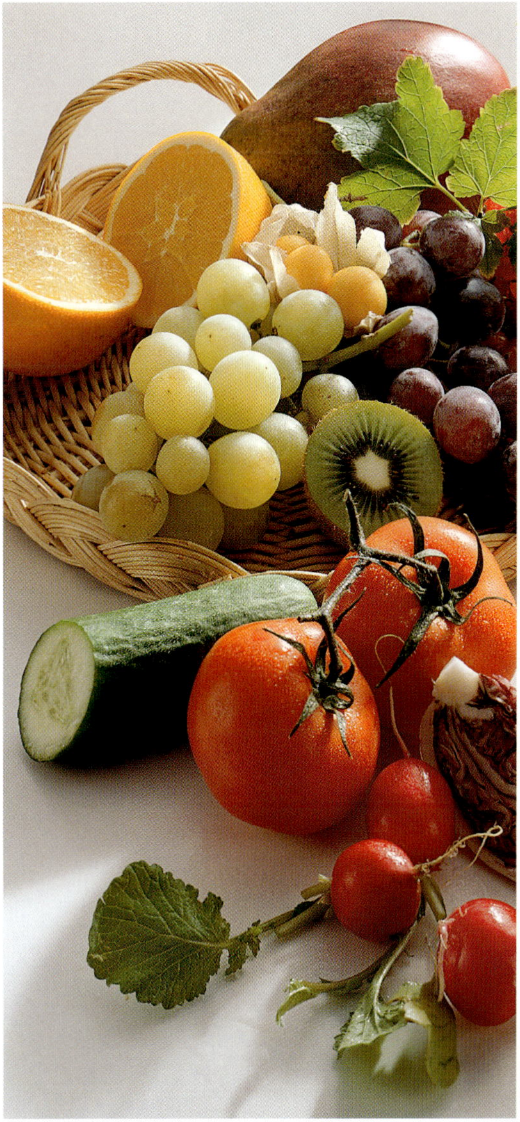

Knackig-Frisches wie Obst und Gemüse sollte in Ihrem Frühstück nicht fehlen.

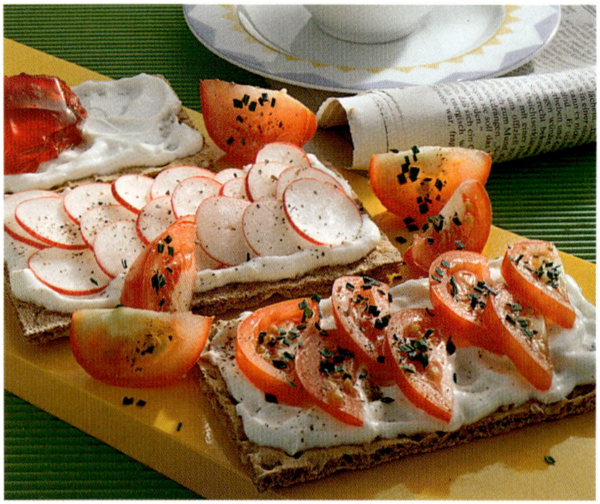

Bunte Knäckebrote

5 EL Magerquark
1 EL Crème fraîche
3 Scheiben Knäckebrot
einige Radieschen
2 Tomaten
Salz
Pfeffer
2 EL Schnittlauchröllchen
2 TL Marmelade

Zubereitungszeit: 5 Min.

1 Den Quark mit der Crème fraîche verrühren und auf die 3 Knäckebrote streichen.

2 Die Radieschen putzen und waschen. Die Tomaten waschen, die Stielansätze entfernen. Die Radieschen und 1/2 Tomate in Scheiben, den Rest der Tomaten in Achtel schneiden.

3 1 Scheibe Knäckebrot mit Radieschen, 1 Scheibe mit Tomatenscheiben belegen. Mit Salz und Pfeffer bestreuen. Die Tomatenachtel rundherum legen. Die Tomaten, auch die auf dem Knäckebrot, mit Schnittlauch bestreuen.

4 Die dritte Scheibe Knäckebrot mit Marmelade bestreichen.

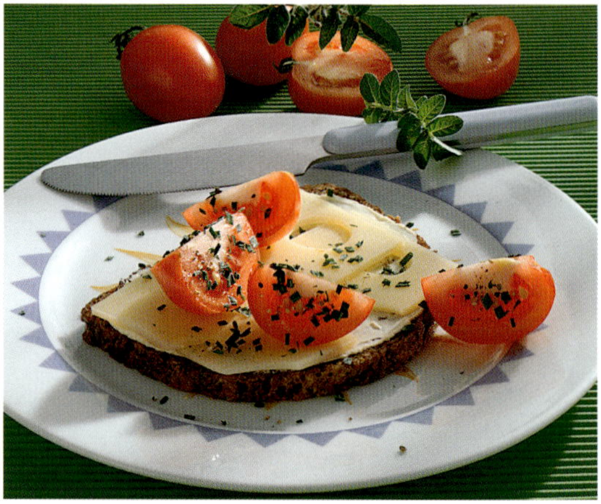

Käsebrot mit Tomate

1 Scheibe Vollkornbrot
1 TL Butter oder Margarine
1 Scheibe Käse
1 Tomate
Salz
Pfeffer
1 EL Schnittlauchröllchen

Zubereitungszeit: 5 Min.

1 Das Vollkornbrot mit der Butter oder Margarine bestreichen. Die Käsescheibe darauf legen. Das Brot zweimal diagonal durchschneiden, so daß vier Dreiecke entstehen.

2 Die Tomate waschen, trockenreiben und den Stielansatz herausschneiden. Die Tomate vierteln.

3 Je 1 Tomatenviertel auf 1 Käsebrot-Ecke legen. Mit Salz und Pfeffer würzen und die Schnittlauchröllchen darüber streuen.

TIP!

Trinken Sie morgens Kaffee oder Tee – alle Sorten sind erlaubt. Etwas Warmes sollte es schon sein. Und wenn Sie Kaffee oder Tee nicht schwarz mögen, geben Sie etwas Milch und/oder Zucker dazu.

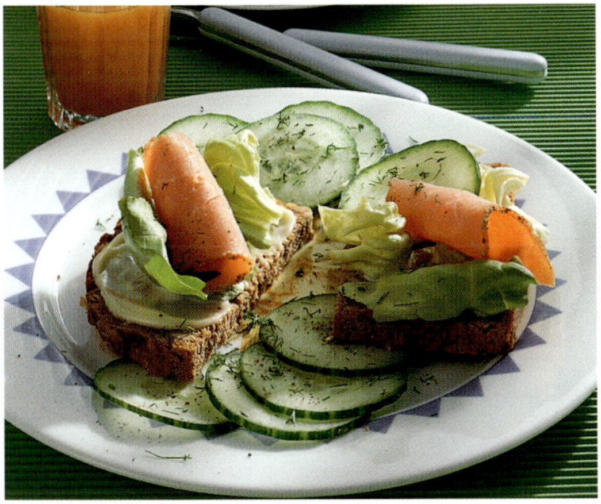

Brot mit Aufschnitt

- 1 Scheibe Vollkornbrot
- 1 EL Salatcreme
- einige Salatblätter
- 1 Scheibe gekochter Schinken oder anderer magerer Aufschnitt
- 1 Stück Gurke
- Salz
- Pfeffer
- 2 TL gehackter Dill

Zubereitungszeit: 5 Min.

1 Das Vollkornbrot mit der Salatcreme bestreichen. Die Salatblätter waschen und gut trockenschütteln.

2 Das Brot mit den Salatblättern und dem Schinken oder dem Aufschnitt belegen und einmal diagonal durchschneiden.

3 Die Gurke waschen, trockenreiben und in dünne Scheiben schneiden. Einige Gurkenscheiben auf dem Brot verteilen, den Rest rundherum legen. Die Gurkenscheiben mit Salz, Pfeffer und gehacktem Dill bestreuen.

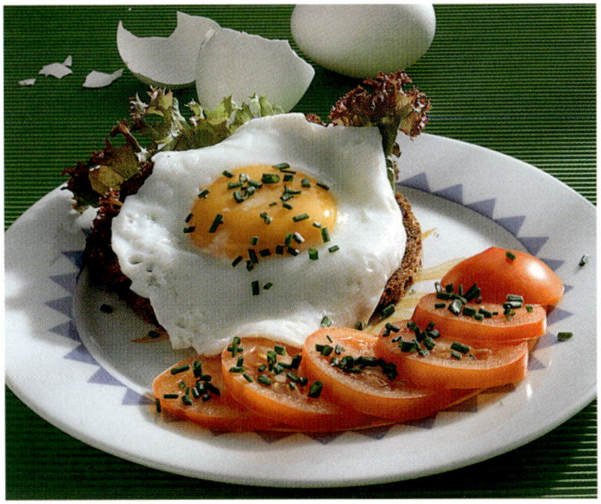

Spiegelei mit Vollkornbrot

- 1 Scheibe Vollkornbrot
- einige Salatblätter
- 2 Tomaten
- Salz
- Pfeffer
- 1 TL Butter oder Margarine
- 1 Ei
- 1 EL Schnittlauchröllchen

Zubereitungszeit: 10 Min.

1 Das Vollkornbrot auf einen Teller legen. Die Salatblätter waschen, trockenschütteln und auf das Brot legen. Die Tomaten waschen und die Stielansätze entfernen. Die Tomaten achteln oder in Scheiben schneiden und rund um das Brot legen. Mit Salz und Pfeffer würzen.

2 Die Butter oder Margarine in einer beschichteten Pfanne erhitzen. Das Ei am Pfannenrand aufschlagen und als Spiegelei braten. Mit Salz bestreuen.

3 Das Spiegelei auf das Brot gleiten lassen. Die Schnittlauchröllchen über die Tomaten und das Spiegelei streuen.

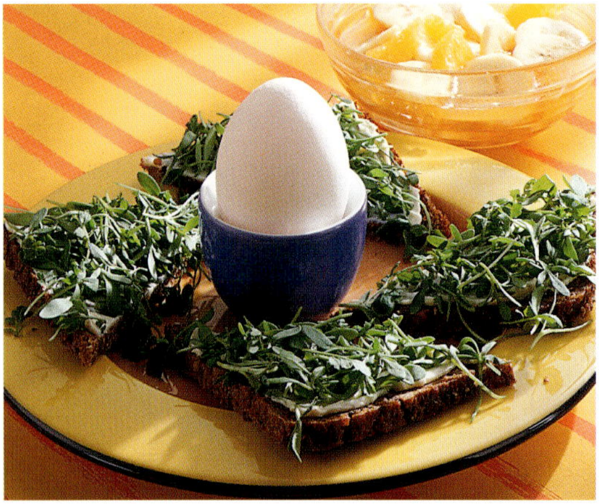

Ei, Kressebrot und Obstsalat

1 Ei
1 Scheibe Vollkornbrot
1 TL Butter oder Margarine
1/2 Beet Kresse oder
1 EL Schnittlauchröllchen
Salz
1 Orange
1/2 Zitrone
1 EL Honig
1 Banane

Zubereitungszeit: 15 Min.

1 Das Ei wachsweich kochen, entweder 6 Min. in kochendem Wasser oder nach Anweisung im Eierkocher.

2 Das Vollkornbrot mit Butter oder Margarine bestreichen. Die Kresse vom Beet schneiden und auf dem Brot verteilen. Das Brot zweimal diagonal durchschneiden und auf einen Teller legen. Das Ei in einem Eierbecher dazustellen. Beim Essen mit etwas Salz würzen.

3 1/2 Orange und die Zitrone auspressen und den Saft in einem Glasschälchen mit dem Honig verrühren. Die andere Hälfte der Orange und die Banane schälen, kleinschneiden und dazugeben.

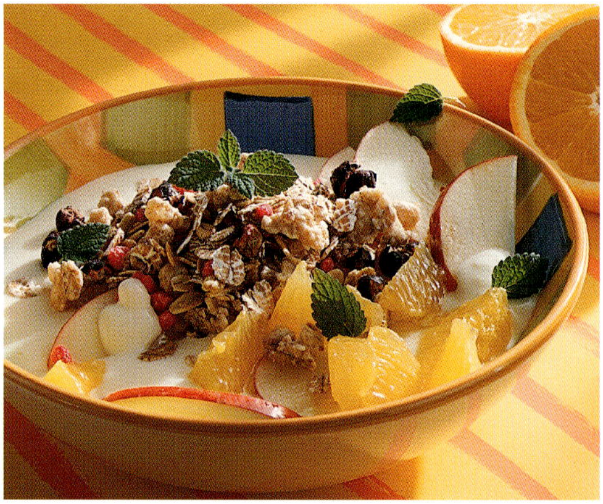

Obstsalat mit Vanillejoghurt

1/2 Zitrone
1 EL Zucker
1/2 Orange
1/2 Apfel
1 Becher Vanillejoghurt
4 EL Müsli

Zubereitungszeit: 10 Min.

1 Die Zitrone auspressen und den Saft in eine Glasschüssel gießen. Den Zucker dazugeben und in dem Zitronensaft auflösen.

2 Die Orange schälen und kleinschneiden. Den Apfel waschen, trockenreiben und das Kerngehäuse entfernen. Den Apfel in kleine, dünne Scheiben schneiden. Das Obst zu dem Zitronensaft geben.

3 Den Vanillejoghurt cremig rühren und über das Obst gießen. Den Obstsalat mit Müsli bestreuen.

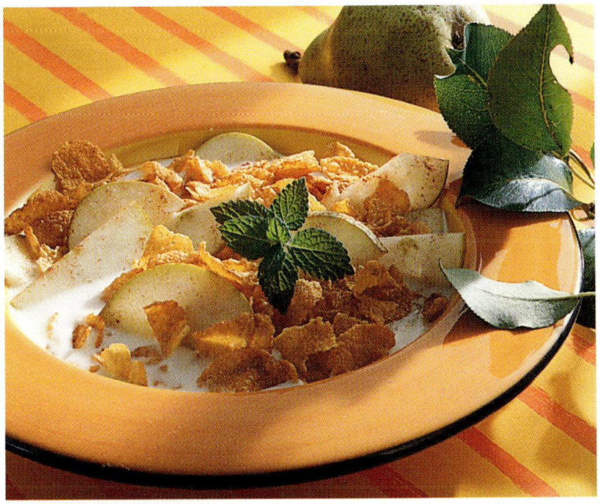

Milch mit Corn-flakes

1 Birne (oder anderes Obst)
1 TL Zucker
2 Msp. Zimt
1 Tasse Milch
4 EL Corn-flakes

Zubereitungszeit: 5 Min.

1 Die Birne waschen, trockenreiben, vierteln und das Kerngehäuse entfernen. Die Birne in Scheibchen schneiden und in einen tiefen Teller legen. Mit Zucker und Zimt bestreuen.

2 Die Milch – warm oder kalt, wie Sie es mögen – darüber gießen.

3 Die Milch-Birnen-Mischung mit Corn-flakes bestreuen und sofort essen, sonst weichen die Corn-flakes auf.

VARIANTE

Zu Milch schmecken süße Früchte besser als säuerliche. Zum Beispiel Pfirsiche, Nektarinen oder Beeren wie Erdbeeren, Himbeeren und Blaubeeren. Im Winter können Sie auch auf tiefgekühlte Beeren zurückgreifen. Auf Obstkonserven sollten Sie verzichten.

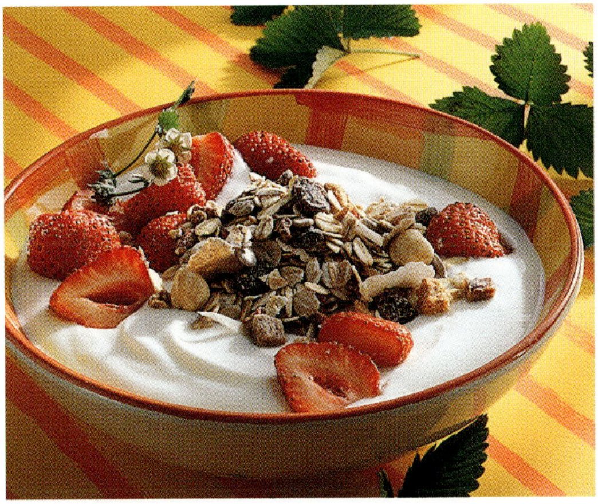

Quarkspeise mit Erdbeeren

150 g Erdbeeren
1 EL Zucker
5 EL Cremquark (0,2 %)
1 EL Crème fraîche
4 EL Müsli

Zubereitungszeit: 10 Min.

1 Die Erdbeeren waschen und abtropfen lassen. Die Stielansätze abzupfen. Die Erdbeeren halbieren und in einem tiefen Teller mit Zucker bestreuen.

2 Den Cremquark mit der Crème fraîche verrühren und auf den Erdbeeren verteilen. Mit Müsli bestreuen.

VARIANTEN

Statt mit Zucker können Sie die Erdbeeren auch mit der gleichen Menge Honig süßen. Diese Quarkspeise können Sie auch mit anderen Beeren zubereiten (Himbeeren, Brombeeren, Blaubeeren, frisch oder tiefgekühlt). Auch süße Orangen und Mandarinen schmecken dazu.

▼

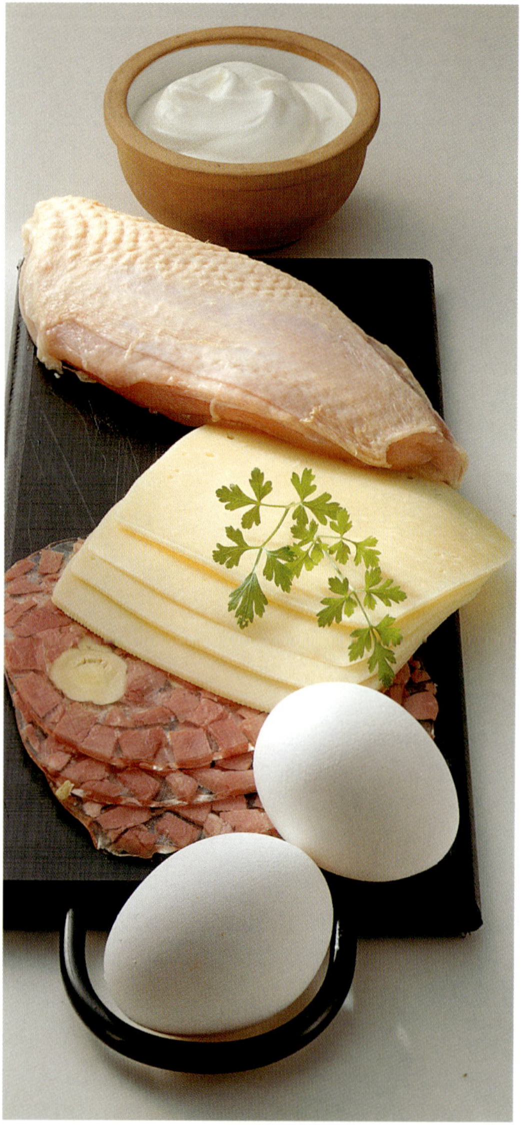

Quark, Fleisch, Fisch, Geflügel, Aufschnitt und Eier liefern Eiweiß.

Warme Mahlzeiten

Eine warme Mahlzeit am Tag sollte es sein, entweder mittags oder abends. Wenn Sie abends warm essen, nehmen Sie sich eine kalte Mahlzeit als Lunchpaket mit an den Arbeitsplatz.

Die warme Mahlzeit besteht aus drei Teilen: In einem Teil steckt das Eiweiß, die beiden anderen liefern die Kohlenhydrate, Vitamine, Mineralstoffe und Ballaststoffe – gut für die Verdauung.

Auf den Fotos sehen Sie, aus welchen drei Gruppen Ihre warme Hauptmahlzeit bestehen sollte. Anschließend finden Sie 36 Beispiele für warme Mahlzeiten – genau nach diesem System zusammengestellt. Aber Ihrer Phantasie sind keine Grenzen gesetzt, wenn Sie Neues kombinieren wollen. Denken Sie daran: Mit zusätzlichem Fett immer sparsam umgehen. Alle Rezepte sind für 1 Person berechnet.

▼ heißt: Hiervon kann es etwas weniger sein.
▲ heißt: Hiervon kann es etwas mehr sein.

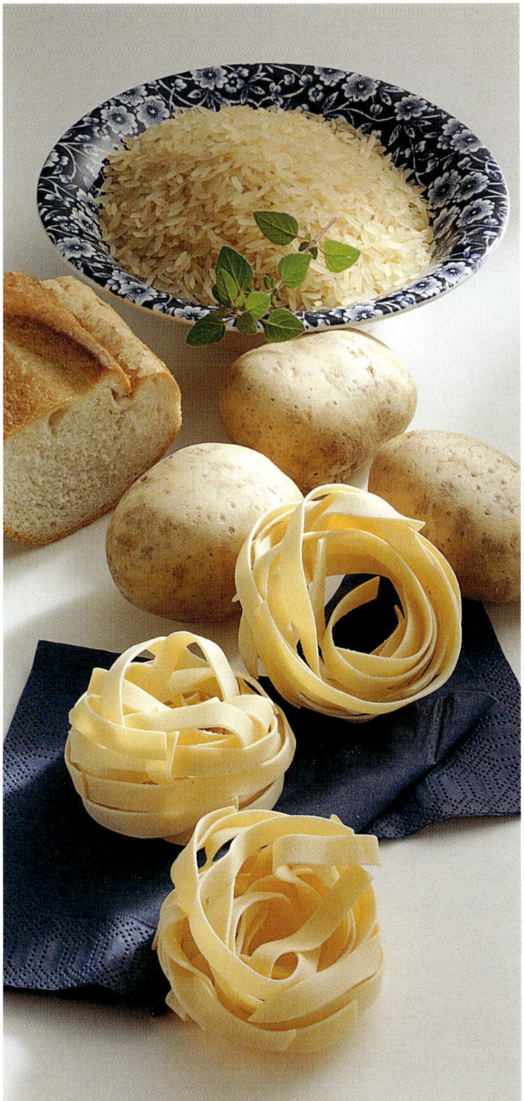

Die kohlenhydratreichen Bestandteile Ihrer Mahlzeit: Kartoffeln, Nudeln, Reis und Brot.

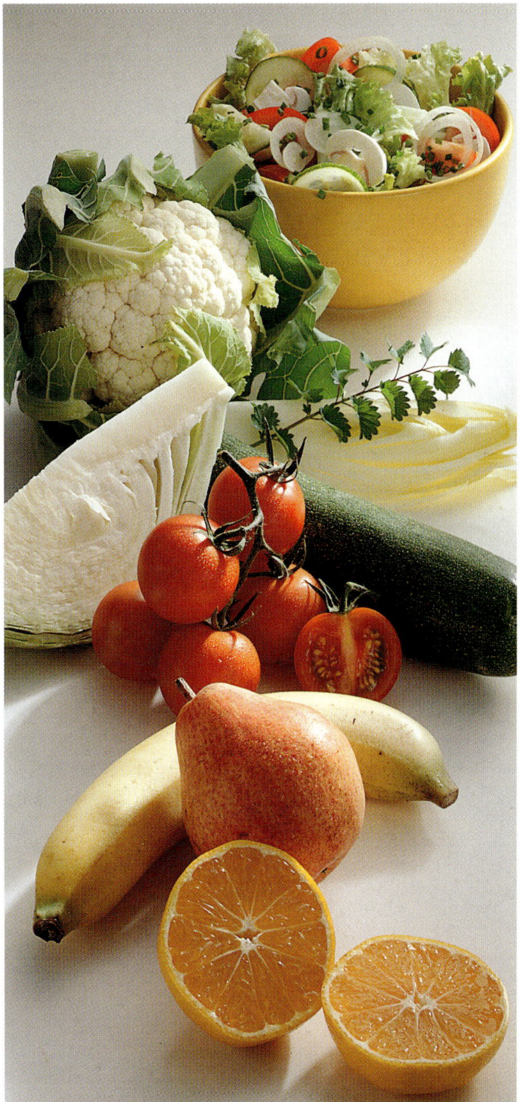

Und Obst, Gemüse sowie Salate liefern Vitamine und Ballaststoffe.

Hähnchenfleisch mit Zuckerschoten

1 Hähnchenbrustfilet
2 EL Sojasauce
1 EL Sherry
1 EL Speisestärke
1/2 Tasse Reis
Salz
150 g Zuckerschoten
1 EL Pflanzenöl
1 TL Tomatenmark (aus der Tube)
1/2 TL Zucker

Zubereitungszeit: 30 Min.
Marinierzeit: 1 Std.

1 Das Hähnchenbrustfilet abspülen und mit Küchenpapier trockentupfen. Das Fleisch würfeln.

2 Eine Marinade aus Sojasauce, 2 EL Wasser, Sherry und Speisestärke rühren. Die Hähnchenfleischwürfel darin wenden und 1 Std. in der Marinade ziehen lassen.

3 Nach 1 Std. den Reis mit 1 Tasse Salzwasser in 20 Min. körnig kochen, dann gut abdampfen lassen.

4 Die Zuckerschoten putzen, waschen und in der Mitte schräg durchschneiden.

5 Einen Wok oder eine beschichtete Pfanne erhitzen. Das Öl darin heiß werden lassen. Das Fleisch aus der Marinade nehmen und gut abtropfen lassen. In die Pfanne geben, rundherum braten und herausnehmen.

6 2 EL Marinade mit 1/2 Tasse Wasser, Tomatenmark, Salz und Zucker verrühren. Die Sauce in die Pfanne geben und unter Rühren einmal aufkochen lassen. Die Zuckerschoten hinzufügen und zugedeckt 2 Min. bei schwacher Hitze knackig garen. Dann die Hähnchenwürfel wieder dazugeben und kurz in dem Gemüse erwärmen.

7 Reis und Hähnchenfleisch mit Sauce auf einem Teller anrichten. Wer mit Stäbchen essen möchte: Einige Löffel Reis in ein chinesisches Schälchen geben. Etwas von dem Hähnchenfleisch mit Zuckerschoten und Sauce über den Reis geben und mit Stäbchen essen. So weiter verfahren, bis alles aufgegessen ist.

Hähnchenkeule mit Tomatengemüse und Reis

1/2 Tasse Reis
Salz
1 Hähnchenkeule
Pfeffer
Paprika, edelsüß
1 EL Pflanzenöl
3 Tomaten
1 Zwiebel
1/2 TL getrockneter Thymian

Zubereitungszeit: 40 Min.

1 Den Reis mit 1 Tasse Salzwasser in 20 Min. bei schwacher Hitze körnig kochen, dann gut abdampfen lassen und warm halten.

2 Inzwischen die Hähnchenkeule kalt abspülen und mit Küchenpapier trockentupfen. Die Haut mit einem spitzen Messer mehrfach einstechen. Die Hähnchenkeule mit Salz, Pfeffer und Paprikapulver bestreuen.

3 Eine beschichtete Pfanne erhitzen. Das Öl darin heiß werden lassen und die Hähnchenkeule auf beiden Seiten jeweils 2 Min. scharf anbraten. Dann jede Seite 10–15 Min. bei mittlerer Hitze weiterbraten.

4 In der Zwischenzeit die Tomaten waschen, die Stielansätze entfernen und die Tomaten vierteln. Die Zwiebel pellen, halbieren und in Scheiben schneiden.

5 Die Zwiebelscheiben in den letzten 10 Min. neben der Hähnchenkeule mitbraten. Ganz zum Schluß die Tomatenviertel kurz mitschmoren. Das Gemüse mit Salz, Pfeffer und Thymian würzen und mischen.

6 Die Hähnchenkeule auf einen Teller legen. Den Reis und das Tomatengemüse daneben anrichten.

VARIANTEN

Anstelle von Reis passen auch Bandnudeln oder gekochte und dann geröstete Kartoffelviertel dazu.

Im Bild vorne: Hähnchenfleisch mit Zuckerschoten
Im Bild hinten: Hähnchenkeule mit Tomatengemüse und Reis

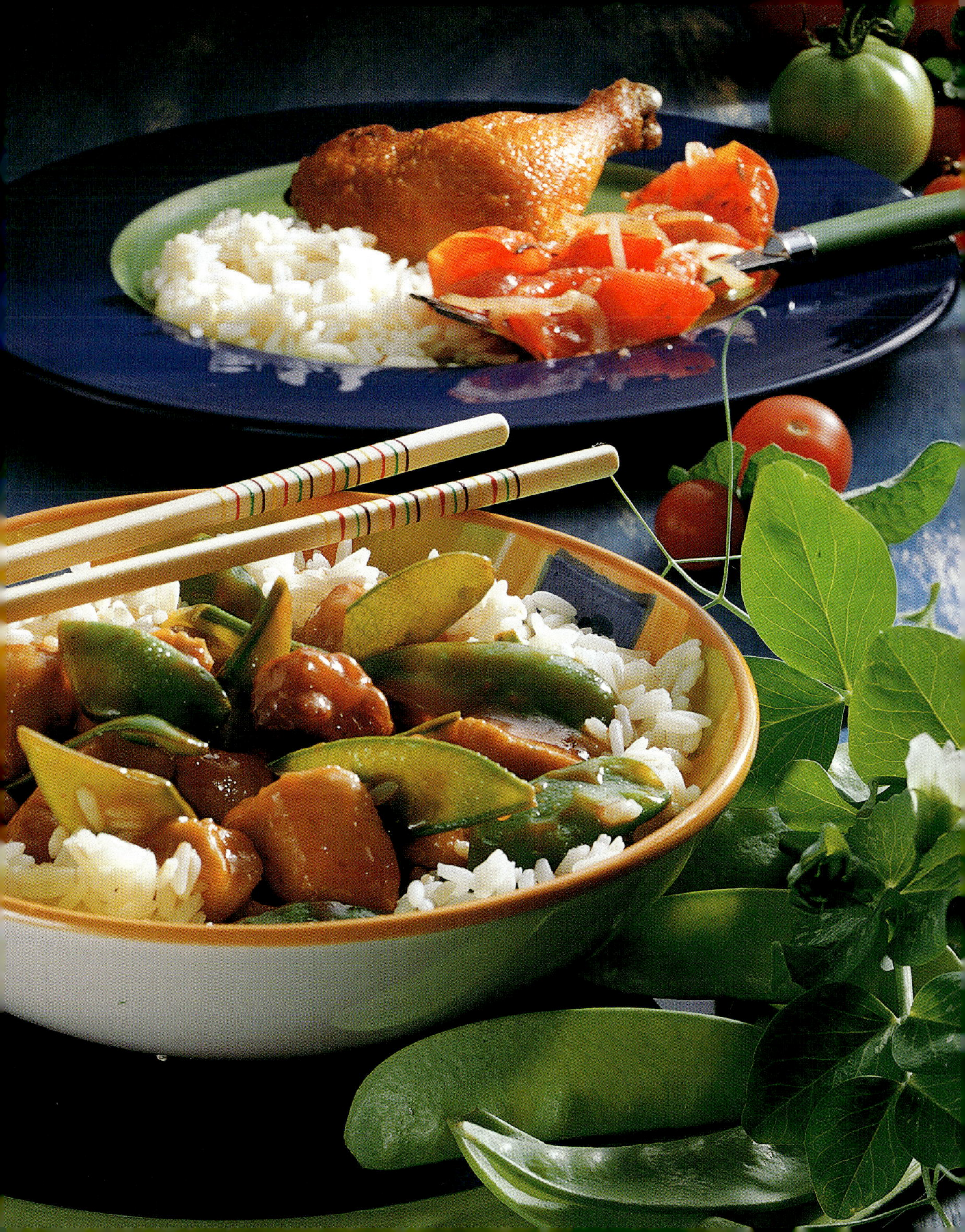

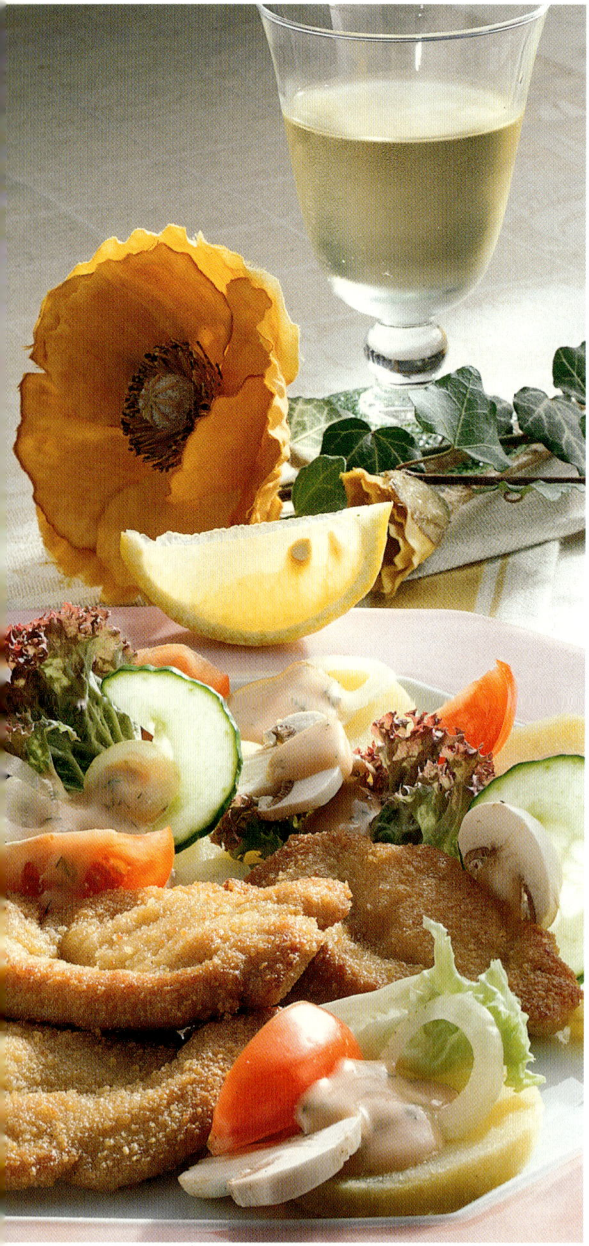

Putenschnitzel mit buntem Salat

3 gekochte Kartoffeln (am besten am Vortag gekocht)
1 Portion Salatgemüse (Seite 59)
1 EL Salatcreme
1 EL Tomatenketchup
1 EL Weißwein oder Wasser
1/2 Bund Dill
Salz • Pfeffer
1/2 Packung Fix-Paniermehl (50 g, Fertigprodukt)
150 g dünn geschnittenes Putenfleisch (Oberkeule)
1 EL Bratfett
1 Zitronenspalte

Zubereitungszeit: 30 Min.

1 Die Kartoffeln pellen und in Scheiben schneiden. Das Salatgemüse waschen, auf Küchenpapier abtropfen lassen, einige Salatblätter ganz lassen und beiseite stellen. Das restliche Salatgemüse putzen, kleinschneiden und mit den Kartoffelscheiben mischen.

2 Die Salatcreme mit Tomatenketchup, Weißwein oder Wasser verrühren. Den Dill waschen, trockenschütteln, grob hacken und zu der Sauce geben. Mit Salz und Pfeffer abschmecken.

3 Das Paniermehl in einen tiefen Teller geben. Das Fleisch in kleine Schnitzel schneiden, unter fließendem kaltem Wasser abspülen und tropfnaß in dem Paniermehl wenden.

4 Eine beschichtete Pfanne erhitzen und das Fett darin heiß werden lassen. Die Schnitzel darin auf jeder Seite 5–8 Min. bei mittlerer Hitze goldbraun braten.

5 Die Salatblätter auf einen Teller legen, den Salat darauf anrichten und mit der Sauce übergießen. Die Schnitzel daneben legen. Zum Schluß mit etwas Zitronensaft beträufeln.

VARIANTE

Statt Putenfleisch aus der Oberkeule können Sie auch Puten- oder Hähnchenbrustfilet nehmen.

TIP!

Braten Sie gleich ein kleines Schnitzel (100 g) mehr mit, es schmeckt auch kalt und paßt beispielsweise zum Kartoffelsalat (Seite 42).

Hähnchensteaks mit Chicorée

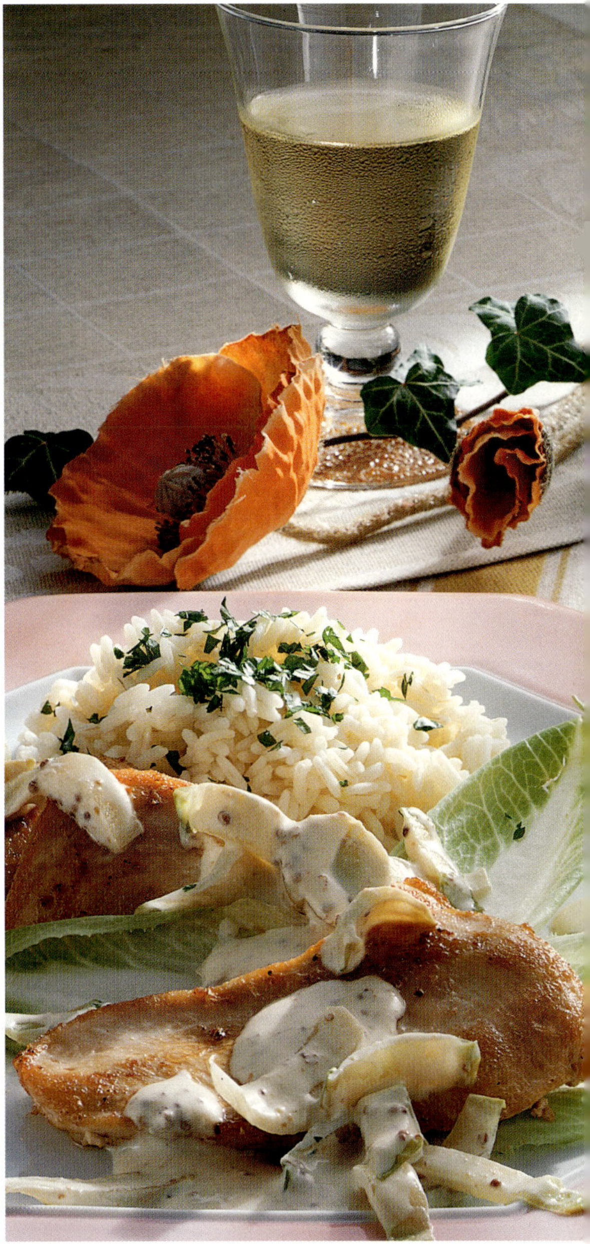

- 1/2 Tasse Reis
- Salz
- 1 Hähnchenbrustfilet
- Pfeffer
- 1 Staude Chicorée
- 1 EL süßer Senf
- 1 EL Crème fraîche
- einige Tropfen Pflanzenöl
- 2 EL gehackte Petersilie

Zubereitungszeit: 30 Min.

1 Den Reis mit 1 Tasse Salzwasser bei schwacher Hitze in 20 Min. körnig kochen, dann gut abdampfen lassen und warm halten.

2 Das Hähnchenbrustfilet kalt abspülen und trockentupfen. Das Filet in 2 flache Stücke schneiden und mit Salz und Pfeffer würzen.

3 Den Chicorée putzen. Einige ganze Blätter beiseite legen. Den Rest in 1 cm breite Streifen schneiden.

4 In einer Tasse den Senf mit der Crème fraîche und 3 EL Wasser verrühren.

5 Eine beschichtete Pfanne erhitzen und das Öl mit Küchenpapier darin verreiben. Die Hähnchensteaks auf beiden Seiten scharf anbraten. Die Hitze herunterschalten. Die Steaks auf jeder Seite etwa 4 Min. weiterbraten und dann an den Pfannenrand schieben.

6 Die Senfsauce in die Pfanne gießen und 2 Min. köcheln lassen. Die Chicoréestreifen unterheben und 2 Min. in der Sauce garen. Die Sauce mit Salz und Pfeffer abschmecken.

7 Die Chicoréeblätter auf einen Teller legen. Die Hähnchensteaks darauf anrichten und mit der Senfsauce übergießen. Den Reis mit der Petersilie mischen und daneben anrichten.

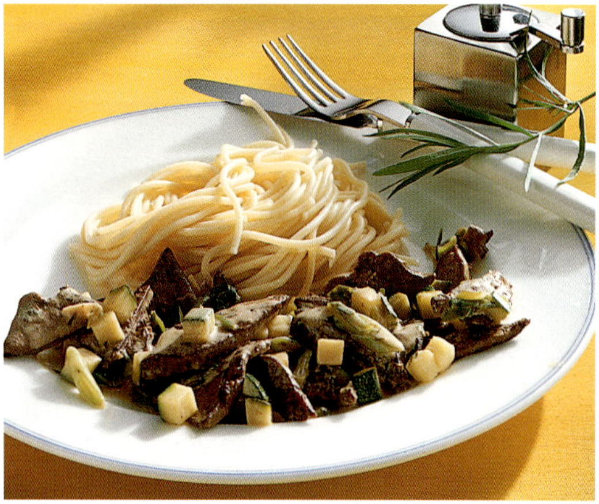

Geflügel-leberragout

75 g dünne Spaghetti
Salz
150 g Putenleber
1 kleiner Zucchino
1 Frühlingszwiebel
1 EL Bratfett
Pfeffer
1/2 Tasse Weißwein oder Brühe (Instant)
1 TL getrockneter Estragon
1 EL Crème fraîche

Zubereitungszeit: 20 Min.

1 Die Spaghetti in reichlich Salzwasser nach Packungsanweisung bißfest kochen. Die Putenleber in dünne Scheiben schneiden. Den Zucchino waschen, putzen und würfeln. Die Frühlingszwiebel putzen, waschen und schräg in Ringe schneiden.

2 Das Bratfett in einer beschichteten Pfanne erhitzen. Die Leberstücke darin 4 Min. unter Rühren scharf anbraten. Mit Salz und Pfeffer würzen. Die Zwiebelringe dazugeben. Die Hitze herunterschalten.

3 Den Weißwein oder die Brühe nach und nach dazugießen und langsam einkochen lassen. Zucchiniwürfel, Estragon und Crème fraîche unterrühren und 5 Min. köcheln lassen. Mit Salz und Pfeffer abschmecken. Die Spaghetti in einen tiefen Teller geben und das Ragout daneben anrichten.

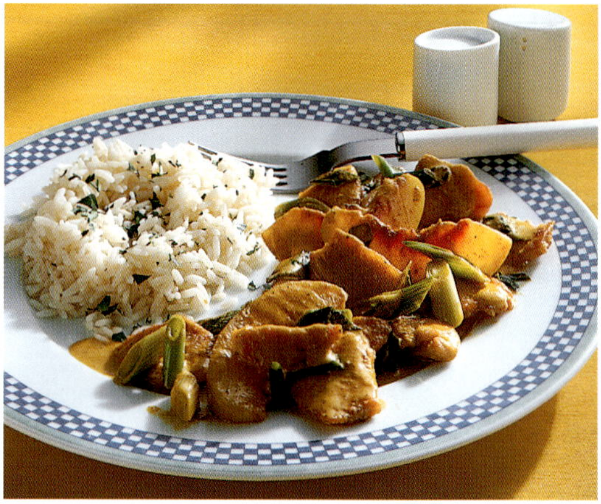

Putencurry

1/2 Tasse Reis
Salz
150 g Putenbrust
Pfeffer
2 Frühlingszwiebeln
1 Nektarine
1 EL Crème fraîche
1 EL Zitronensaft
2 TL Curry
1 TL Zucker
1 EL Bratfett

Zubereitungszeit: 20 Min.

1 Den Reis mit 1 Tasse Salzwasser bei schwacher Hitze in 20 Min. körnig kochen. Die Putenbrust in flache Stücke schneiden, salzen und pfeffern. Die Frühlingszwiebeln putzen, waschen und schräg in Stücke schneiden. Die Nektarine waschen, vom Kern befreien und in Spalten schneiden.

2 Die Crème fraîche mit dem Zitronensaft, 2 EL Wasser, Curry und Zucker verrühren.

3 Das Putenfleisch in dem Bratfett auf jeder Seite 2 Min. scharf anbraten. Zwiebeln und Nektarine 5 Min. bei mittlerer Hitze mitschmoren. Die Currysauce hineingießen und 1 Min. köcheln lassen. Den Reis und den Curry auf einem Teller anrichten.

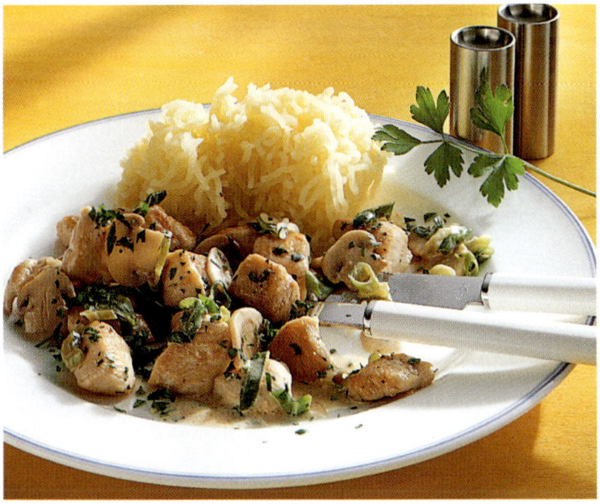

Huhn mit Kartoffelmus

3 mehligkochende Kartoffeln
Salz
1 Hähnchenbrustfilet
150 g Champignons
1 Frühlingszwiebel
einige Tropfen Pflanzenöl
Pfeffer
1 EL Zitronensaft
2 EL Crème fraîche
1 EL gehackte Petersilie

Zubereitungszeit: 30 Min.

1 Die Kartoffeln schälen, kleinschneiden und in Salzwasser sehr weich kochen. Das Wasser abgießen und die Kartoffeln im geschlossenen Topf einmal kräftig durchschütteln, damit sie zerfallen, oder mit einer Gabel oder der Rückseite eines Schöpflöffels zermusen.

2 Das Hähnchenfleisch abspülen, trockentupfen und würfeln. Die Champignons putzen und in Scheiben schneiden. Die Frühlingszwiebel putzen, waschen und in Ringe schneiden.

3 Eine Pfanne erhitzen und mit Öl ausreiben. Das Fleisch darin rundherum scharf anbraten. Champignons und Frühlingszwiebel dazugeben und 10 Min. sanft weiterbraten. Mit Salz, Pfeffer und Zitronensaft würzen. Zum Schluß die Crème fraîche unterrühren und die Petersilie darüber streuen. Dazu gibt es das Kartoffelmus.

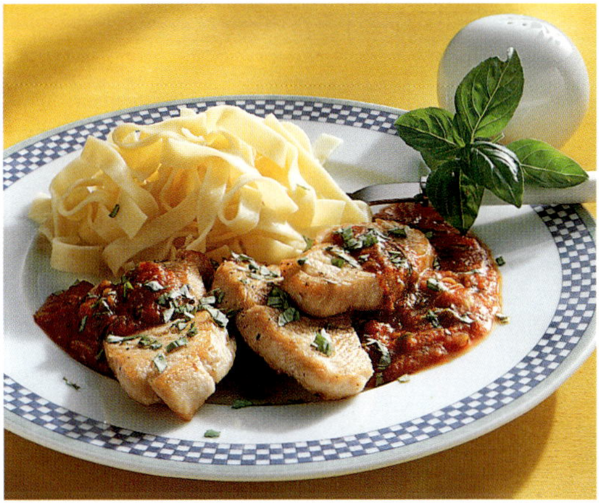

Putensteaks Pizzaiola

75 g Bandnudeln
Salz
150 g Putenbrust
1 Knoblauchzehe
2 Frühlingszwiebeln
2 Zweige Basilikum
einige Tropfen Pflanzenöl
Pfeffer
1/2 Packung Tomatensauce (150 g, Fertigprodukt)
1 EL Tomatenmark (aus der Tube)
1/2 TL Instant-Brühe
1 TL getrockneter Oregano

Zubereitungszeit: 20 Min.

1 Die Bandnudeln in reichlich Salzwasser nach Packungsanweisung bißfest kochen.

2 Das Fleisch in 3 dünne Steaks schneiden. Den Knoblauch pellen und fein würfeln, die Frühlingszwiebeln putzen, waschen und in Ringe schneiden, das Basilikum waschen und grob hacken.

3 Eine Pfanne erhitzen, mit Öl ausreiben und die Steaks darin auf jeder Seite in 2 Min. goldbraun braten. Salzen, pfeffern und warm stellen.

4 Knoblauch in der Pfanne anrösten. Tomatensauce, Zwiebeln, Tomatenmark, Instant-Brühe und Oregano in die Pfanne geben, verrühren und 10 Min. köcheln lassen. Mit Basilikum bestreuen. Die Putensteaks mit der Sauce und den Bandnudeln anrichten.

Gefüllte Forelle mit Kartoffel-Zwiebel-Gemüse

- **1 Forelle (etwa 300 g, vom Fischhändler ausnehmen lassen)**
- **einige Tropfen Zitronensaft**
- **Salz**
- **Pfeffer**
- **1 Tomate**
- **1 EL gehackte Petersilie**
- **2 EL Butter oder Margarine**
- **3 Kartoffeln**
- **2 Zwiebeln**
- **1 EL Weißweinessig**
- **2 EL Schnittlauchröllchen**

Zubereitungszeit: 40 Min.

1 Die Forelle kalt abspülen, trockentupfen und auf ein großes Stück Alufolie legen. Die Innenseite der Forelle mit Zitronensaft beträufeln, salzen und pfeffern. Die Tomate waschen und ohne Stielansatz in Scheiben schneiden. Die Forelle mit Tomatenscheiben, Petersilie und der Hälfte der Butter oder Margarine füllen. Die Alufolie oben und an den Seiten gut verschließen.

2 In der Zwischenzeit eine Pfanne mit Deckel auf dem Herd vorwärmen. Das Fischpaket in die Pfanne legen und zugedeckt bei mittlerer Hitze 30 Min. garen.

3 Die Kartoffeln schälen, in dicke Scheiben schneiden und in einen Topf geben. Fingerbreit mit Salzwasser bedecken und zugedeckt 10 Min. garen.

4 Die Zwiebel pellen und achteln. Zu den Kartoffeln geben und 10 Min. weiterköcheln lassen. Den Topf vom Herd nehmen. Wenn der Fisch fertig ist, das Kochwasser vom Kartoffel-Zwiebel-Gemüse abgießen. Essig, die restliche Butter oder Margarine und den Schnittlauch dazugeben und umrühren.

5 Das Gemüse auf einem Teller anrichten. Vorsichtig (heiß!) die Alufolie öffnen und die Forelle auf den Teller gleiten lassen. Den Fischsud, der sich in der Folie gebildet hat, darüber gießen.

TIP!

In Alufolie können Sie Fisch schonend im eigenen Saft garen. Nur etwas Zitronensaft, Salz und Pfeffer, frische Kräuter, Tomatenscheiben, Frühlingszwiebeln und Butter hinzufügen.

Schollenfilet und Zucchinireis

- **150 g Schollenfilet (frisch oder tiefgekühlt)**
- **einige Tropfen Zitronensaft**
- **Salz**
- **Pfeffer**
- **1 Frühlingszwiebel**
- **2 EL Butter oder Margarine**
- **1/2 Tasse Reis**
- **1 kleiner Zucchino**
- **1/2 TL getrockneter Estragon oder 1 EL frische Estragonblättchen**

Zubereitungszeit: 40 Min.

1 Eine Pfanne mit Deckel auf dem Herd vorwärmen. Inzwischen das Fischfilet abspülen, trockentupfen und auf ein großes Stück Alufolie legen. Mit Zitronensaft, Salz und Pfeffer würzen. Die Frühlingszwiebel putzen, waschen, in Scheiben schneiden und auf dem Fischfilet verteilen. 1 EL Butter- oder Margarineflöckchen darauf legen. Die Alufolie gut verschließen.

2 Das Fischpaket in die vorgewärmte Pfanne legen und zugedeckt bei mittlerer Hitze 30 Min. garen.

3 Den Reis mit 1 Tasse Salzwasser in 20 Min. bei schwacher Hitze körnig kochen.

4 Den Zucchino waschen, putzen, würfeln und die letzten 3 Min. zum Reis geben. Gut abdampfen lassen, den Topf zudecken und vom Herd nehmen. Wenn der Fisch fertig ist, die restliche Butter oder Margarine und den Estragon unter den Reis heben.

5 Den Zucchinireis auf einem Teller anrichten. Vorsichtig (heiß!) die Alufolie öffnen, das Fischfilet auf den Teller gleiten lassen. Den Fischsud, der sich in der Folie gebildet hat, darüber gießen.

TIP!

Fischfilet bekommen Sie frisch, aber auch in handlichen Packungen tiefgekühlt. Die gefrorenen Teile sind einzeln zu entnehmen. Tauen Sie die, die Sie benötigen, rechtzeitig auf – in der Mikrowelle oder bei Zimmertemperatur.

**Im Bild vorne:
Schollenfilet und Zucchinireis
Im Bild hinten:
Gefüllte Forelle mit Kartoffel-Zwiebel-Gemüse**

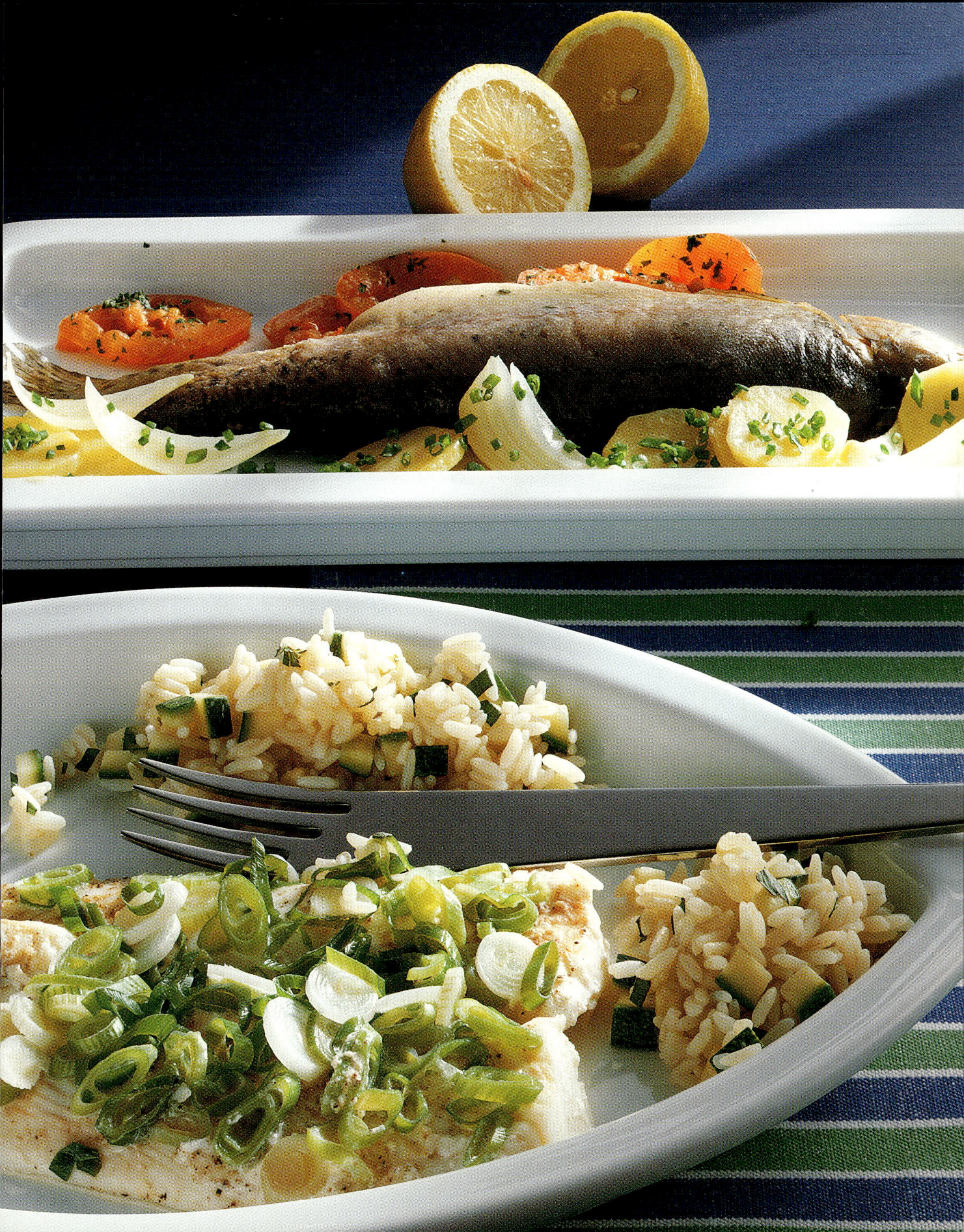

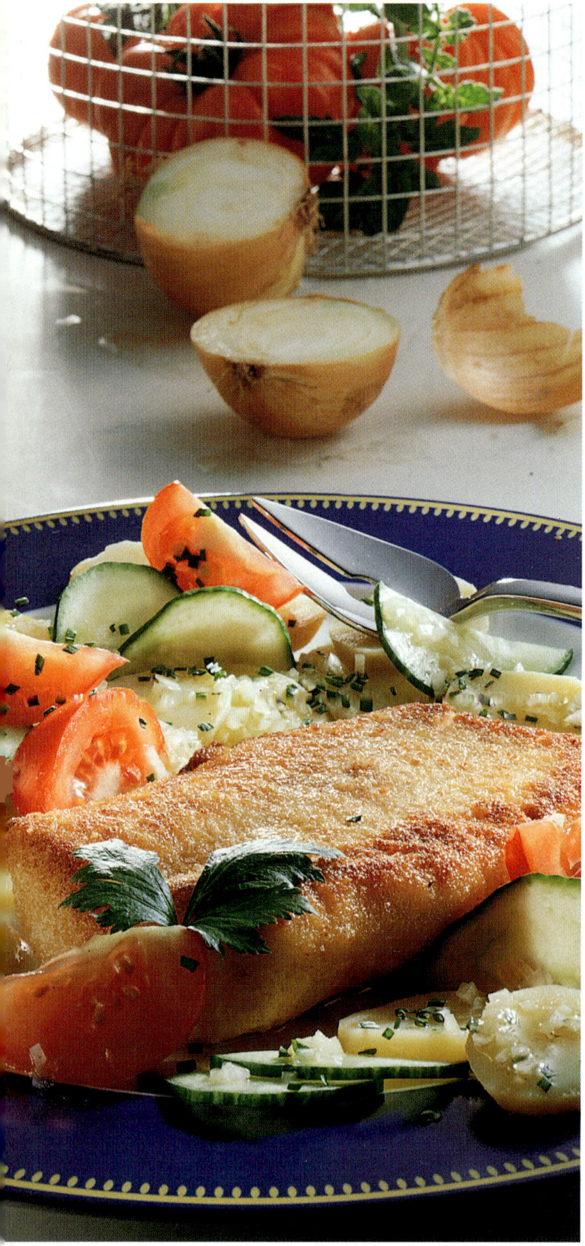

Gebratenes Seelachsfilet mit lauwarmem Kartoffelsalat

- **3 Kartoffeln • Salz**
- **1 Zwiebel**
- **1 Stück Salatgurke (etwa 50 g)**
- **1 Tomate**
- **1/2 Bund Schnittlauch**
- **1 EL Olivenöl**
- **1 EL Weißweinessig**
- **1 Msp. Instant-Brühe**
- **1/2 TL Zucker**
- **Pfeffer**
- **150 g Seelachsfilet**
- **1/2 Zitrone**
- **3 EL Fix-Paniermehl (Fertigprodukt)**
- **1 EL Bratfett**

Zubereitungszeit: 40 Min.

1 Die Kartoffeln in Salzwasser 20 Min. kochen, dann pellen und in Scheiben schneiden.

2 Während die Kartoffeln garen, die Zwiebel pellen und würfeln. Gurke und Tomate waschen und trockenreiben. Die Gurke längs halbieren und in dünne Scheiben schneiden, die Tomate ohne Stielansatz achteln. Den Schnittlauch waschen, trockenschütteln und in Röllchen schneiden.

3 In einem Topf oder in einer Pfanne Öl, Essig, 1 EL Wasser, Instant-Brühe, Zucker, Salz, Pfeffer und Zwiebelwürfel verrühren. Einmal aufkochen lassen.

4 Kartoffeln, Gurke und Tomate in die Sauce geben, einmal vorsichtig umrühren und auf der abgeschalteten Herdplatte lauwarm halten.

5 Das Fischfilet abspülen und trockentupfen. Mit ausgepreßtem Zitronensaft gut anfeuchten, mit Salz und Pfeffer würzen und in dem Paniermehl wenden.

6 Eine beschichtete Pfanne erhitzen und das Bratfett darin heiß werden lassen. Das Fischfilet auf jeder Seite in 5 Min. bei ziemlich hoher Hitze goldbraun braten.

7 Das Fischfilet aus dem Bratfett heben, auf einen Teller legen und mit dem restlichen Zitronensaft beträufeln. Den Kartoffelsalat daneben anrichten und mit dem Schnittlauch bestreuen.

VARIANTE

Statt Seelachsfilet können Sie auch Schollen- oder Rotbarschfilet nehmen.

Gebratenes Fischfilet mit Gurkengemüse und Pellkartoffeln

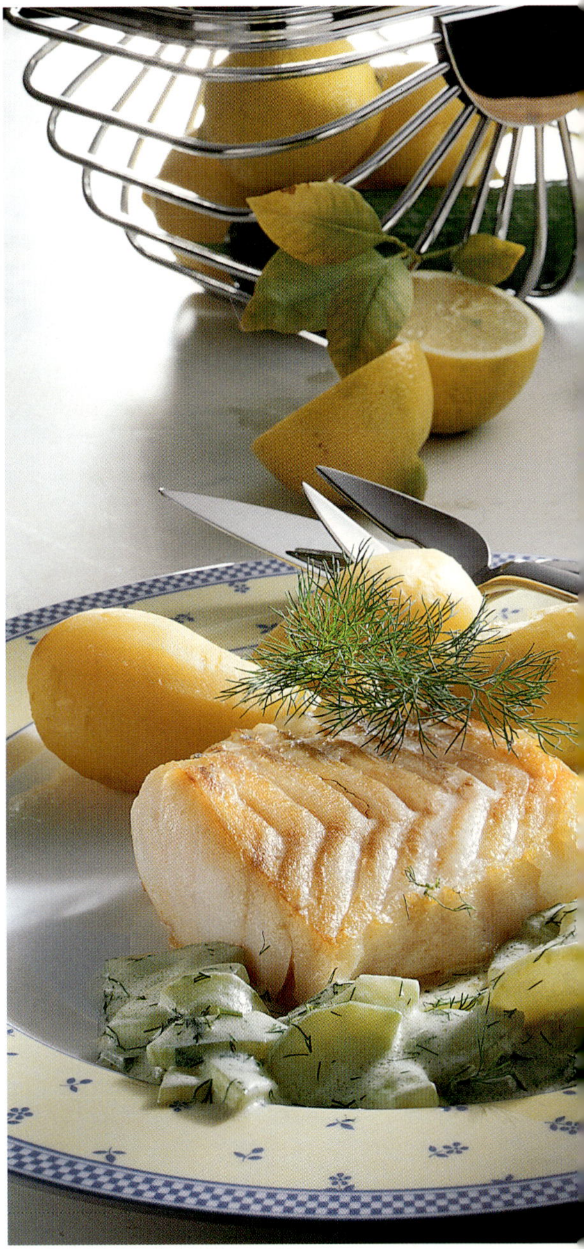

3 Kartoffeln
Salz
150 g Fischfilet (Seelachs oder Rotbarsch)
2 EL Zitronensaft
Pfeffer
1 kleine Schmorgurke oder 1/2 Salatgurke
1 Bund Dill
1 EL Bratfett
2 TL Zucker
2 EL Crème fraîche

Zubereitungszeit: 40 Min.

1 Die Kartoffeln waschen und mit Schale in Salzwasser 20 Min. kochen.

2 Fischfilet abspülen, trockentupfen, mit 1 EL Zitronensaft, Salz und Pfeffer würzen.

3 Die Gurke schälen, halbieren und die Kerne mit einem Löffel herauskratzen. Die Gurkenhälften noch einmal längs halbieren und dann in dünne Scheiben schneiden. Den Dill waschen und trockenschütteln. 1 Zweig beiseite legen, den restlichen Dill mit den Stielen grob hacken.

4 Eine beschichtete Pfanne erhitzen und das Bratfett darin zerlassen. Das Fischfilet trockentupfen und auf jeder Seite bei mittlerer Hitze 3–4 Min. braten. Aus der Pfanne nehmen und warm stellen.

5 Die Gurkenscheiben in die Pfanne geben und kurz anbraten. 2 EL Wasser und den restlichen Zitronensaft, etwas Zukker, Salz und Pfeffer dazugeben und zugedeckt 5 Min. köcheln lassen. Die Crème fraîche dazugeben und glattrühren. Den Dill unterheben und nochmals mit Zucker, Salz und Pfeffer abschmecken.

6 Die Kartoffeln abgießen, pellen und auf einen Teller legen. Das Fischfilet und das Gurkengemüse daneben anrichten. Mit dem beiseite gelegten Dillzweig verzieren.

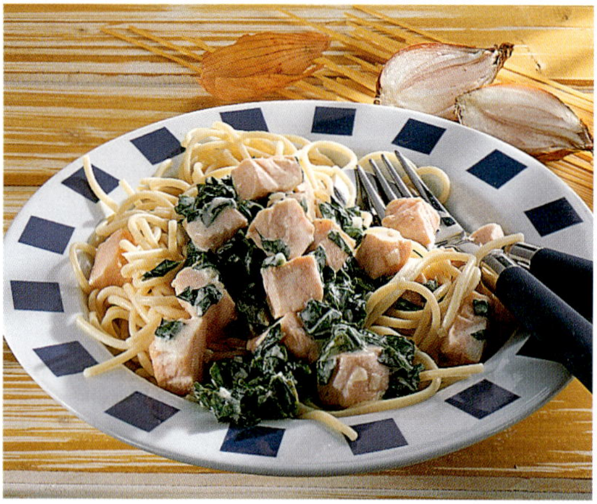

Spaghetti mit Lachs

75 g dünne Spaghetti
Salz
2 Schalotten
1 Knoblauchzehe
150 g Blattspinat
150 g Lachsfilet
1 EL Pflanzenöl
Pfeffer
1 Tasse Weißwein oder Brühe (Instant)
2 EL Crème fraîche

Zubereitungszeit: 20 Min.

1 Die Spaghetti in Salzwasser nach Packungsanweisung bißfest kochen.

2 Schalotten und Knoblauchzehe pellen und fein würfeln. Den Spinat putzen, waschen und grob hacken. Das Fischfilet würfeln.

3 Das Öl erhitzen, Schalottenwürfel und Knoblauch darin glasig braten. Mit Salz und Pfeffer würzen. Nach und nach den Weißwein oder die Brühe dazugießen und einkochen lassen, bis der Boden gerade noch bedeckt ist. Den Spinat dazugeben und 2 Min. zugedeckt erhitzen.

4 Die Crème fraîche in die Sauce rühren, die Fischwürfel hineinlegen und alles zugedeckt 4 Min. köcheln lassen. Die Spaghetti in einem tiefen Teller anrichten und das Lachsragout darüber geben.

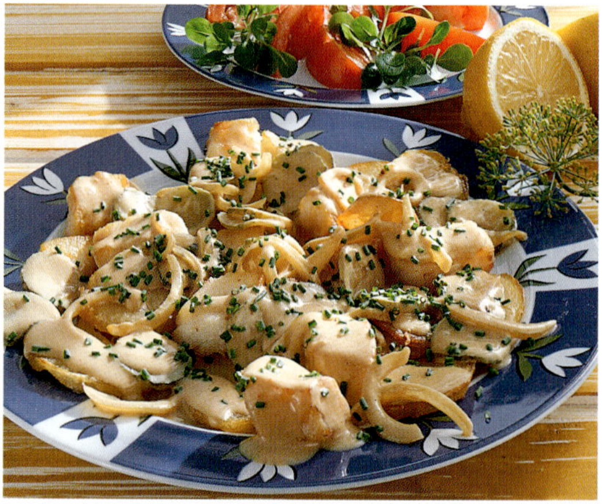

Pfannfisch

150 g Fischfilet (Kabeljau, Scholle oder Seelachs)
einige Tropfen Zitronensaft
Salz • Pfeffer
3 gekochte Kartoffeln (am besten am Vortag gekocht)
1 Zwiebel
1 Gewürzgurke
einige Salatblätter
2 Tomaten
1 EL Pflanzenöl
2 EL mittelscharfer Senf
1 EL Crème fraîche
2 EL Schnittlauchröllchen

Zubereitungszeit: 15 Min.

1 Den Fisch würfeln, mit Zitronensaft, Salz und Pfeffer würzen. Kartoffeln und Zwiebel pellen. Die Kartoffeln in Scheiben, die Zwiebel in Achtel und die Gewürzgurke in Würfel schneiden.

2 Die Salatblätter waschen, trockenschütteln und zerpflücken. Die Tomaten waschen und ohne Stielansätze achteln. Salat und Tomaten auf einen Teller legen und mit wenig Öl beträufeln, salzen und pfeffern.

3 3 EL Wasser mit Senf und Crème fraîche verrühren. Die Fischwürfel in dem restlichen Öl braten und aus der Pfanne nehmen. Dann Kartoffeln und Zwiebeln darin goldbraun braten. Die Senfsauce dazugeben, einmal aufkochen. Die Gurken- und Fischwürfel hinzufügen, alles kurz erwärmen und mit Schnittlauch bestreuen.

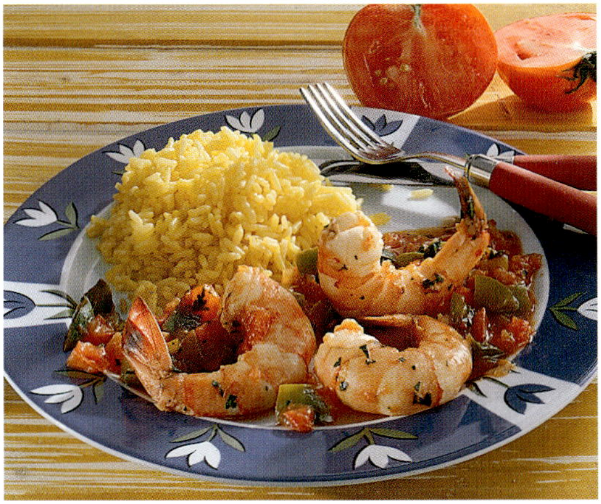

Shrimps-pfanne

1 Zwiebel
1 Knoblauchzehe
1 Paprikaschote
2 Tomaten
1 EL Pflanzenöl
1 EL Tomatenmark (aus der Tube)
3 EL Weißwein oder Wasser
1 TL Zucker
Salz • Pfeffer
6 Shrimps (roh, ohne Schale)
2 EL gehackte Petersilie
1 Portion gekochter Reis
1 EL Olivenöl
1 Msp. Safran oder Kurkuma

Zubereitungszeit: 15 Min.

1 Zwiebel und Knoblauch pellen und würfeln. Paprikaschote putzen, waschen und kleinschneiden. Tomaten waschen und ohne Stielansätze vierteln.

2 Zwiebel und Knoblauch in dem Pflanzenöl anbraten. Paprika, Tomatenmark, Weißwein oder Wasser, Zucker, etwas Salz und Pfeffer dazugeben, umrühren, 5 Min. zugedeckt bei schwacher Hitze köcheln lassen.

3 Tomaten und Shrimps dazugeben, 5 Min. zugedeckt weiterköcheln lassen. Mehrmals umrühren, mit Petersilie vermengen. Auf einem Teller anrichten und warm halten. Den Reis mit Olivenöl und Safran oder Kurkuma in der Pfanne kurz erwärmen, neben den Shrimps auf den Teller geben.

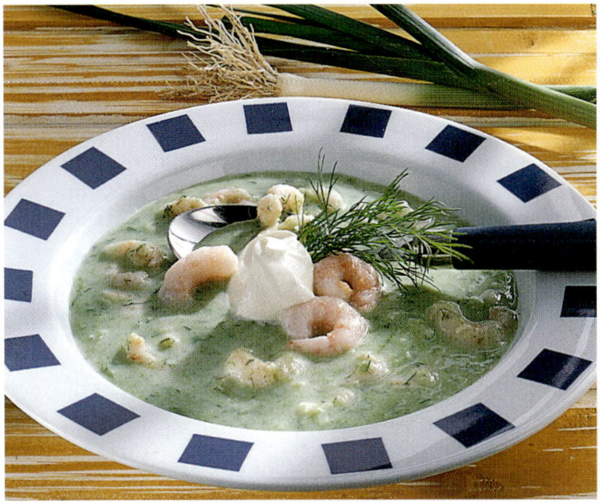

Lauch-Krabben-Suppe

1 Kartoffel
1 Stange Lauch
2 EL Crème fraîche
1/2 Bund Dill
Salz • Pfeffer
100 g Krabbenfleisch
1 Stück Baguette (etwa 50 g)

Zubereitungszeit: 30 Min.

1 Die Kartoffel schälen und kleinschneiden. Den Lauch längs aufschneiden, gründlich abbrausen und in Streifen schneiden. Kartoffel und Lauch in 1 1/2 Tassen Wasser 20 Min. kochen lassen.

2 Dann 1 EL Crème fraîche hineinrühren und die Suppe mit einem Pürierstab fein pürieren. Eventuell etwas Wasser nachgießen. Den Dill waschen, 1 Zweig beiseite legen, den Rest grob hacken und unterheben. Mit Salz und Pfeffer abschmecken.

3 Die Krabben (einige beiseite legen) in der Suppe kurz erwärmen – nicht mehr kochen lassen. Die Suppe in eine Suppenschale füllen, mit der restlichen Crème fraîche, einigen Krabben und 1 Dillzweig anrichten. Dazu gibt es Baguette.

Lammkoteletts mit Knoblauchcreme

- **3 Kartoffeln**
- **Salz**
- **150 g Prinzeßbohnen**
- **1 TL Instant-Brühe**
- **1 TL getrockneter Majoran oder 1 EL frischer Majoran**
- **4 kleine Lammkoteletts oder 2 doppelte Lammkoteletts**
- **einige Tropfen Pflanzenöl**
- **Pfeffer**
- **2 EL Knoblauch-Crème-fraîche**

Zubereitungszeit: 30 Min.

1 Die Kartoffeln schälen, in Schnitze schneiden und in Salzwasser 20 Min. garen. Erst wenn die Koteletts fertig sind, das Kochwasser abgießen und die Kartoffeln im geschlossenen Topf kurz durchschütteln.

2 Die Bohnen putzen, waschen, in einen Topf geben und knapp mit Wasser bedecken. Instant-Brühe und Majoran dazugeben und die Bohnen in 8 Min. bißfest kochen.

3 Die Koteletts abspülen und trockentupfen. Die Fettränder bis auf einen schmalen Streifen entfernen. Das Öl ins Fleisch massieren.

4 Eine beschichtete Pfanne erhitzen und die Lammkoteletts darin auf jeder Seite 2 Min. bei starker Hitze braten. Wer Lammfleisch lieber durchgebraten mag, muß auf jeder Seite noch 1 Min. länger braten. Mit Salz und Pfeffer würzen.

5 Die Bohnen abgießen und zusammen mit den Kartoffeln auf einen Teller legen. Die Lammkoteletts daneben anrichten und auf jedes Kotelett 1 Klecks Knoblauch-Crème-fraîche setzen.

VARIANTE

Wer kein Lamm mag, kann für dieses Gericht auch ein Schweine- oder Kalbskotelett nehmen. Das sichtbare Fett bis auf einen dünnen Rand entfernen und die Ränder mit einem scharfen Messer mehrmals einschneiden, damit sich das Fleisch beim Braten nicht wölbt.

Kalbsleber mit Apfel und Kartoffelpüree

- **3 mehligkochende Kartoffeln**
- **Salz**
- **150 g Leber (vom Kalb, Schwein oder Rind)**
- **2 Zwiebeln**
- **1 süßlicher Apfel**
- **1 EL Bratfett**
- **Pfeffer**
- **3 EL Weißwein oder Brühe (Instant)**
- **1 EL Crème fraîche**
- **2 EL Schnittlauchröllchen**

Zubereitungszeit: 30 Min.

1 Die Kartoffeln schälen, waschen, kleinschneiden und in Wasser mit wenig Salz in 20 Min. sehr weich kochen.

2 Die Leber putzen, die Röhren entfernen. Die Leber in mehrere flache Stücke schneiden, abspülen und auf Küchenpapier legen.

3 Die Zwiebeln pellen und in Ringe schneiden. Den Apfel abspülen, trockenreiben, vierteln und das Kerngehäuse herausschneiden. Die Apfelviertel noch einmal längs halbieren.

4 In einer beschichteten Pfanne das Bratfett erhitzen. Erst die Zwiebelringe glasig braten, dann Leber und Apfelspalten dazugeben und alles 10 Min. braten. Die Leber- und Apfelstücke zwischendurch einmal wenden. Alles mit Salz und Pfeffer würzen. Den Weißwein oder die Brühe dazugießen und etwas einkochen lassen. Dann die Pfanne vom Herd nehmen.

5 Das Kochwasser von den Kartoffeln bis auf einen kleinen Rest abgießen. Die Crème fraîche zu den Kartoffeln geben und alles mit einer Gabel oder der Rückseite eines Schöpflöffels zermusen. Mit Salz abschmecken.

6 Die Leber auf einen Teller legen. Apfelstücke und Zwiebelringe darauf verteilen und mit der Weißweinsauce übergießen. Das Kartoffelpüree daneben anrichten, mit Schnittlauch bestreuen.

Im Bild vorne: Lammkoteletts mit Knoblauchcreme
Im Bild hinten: Kalbsleber mit Apfel und Kartoffelpüree

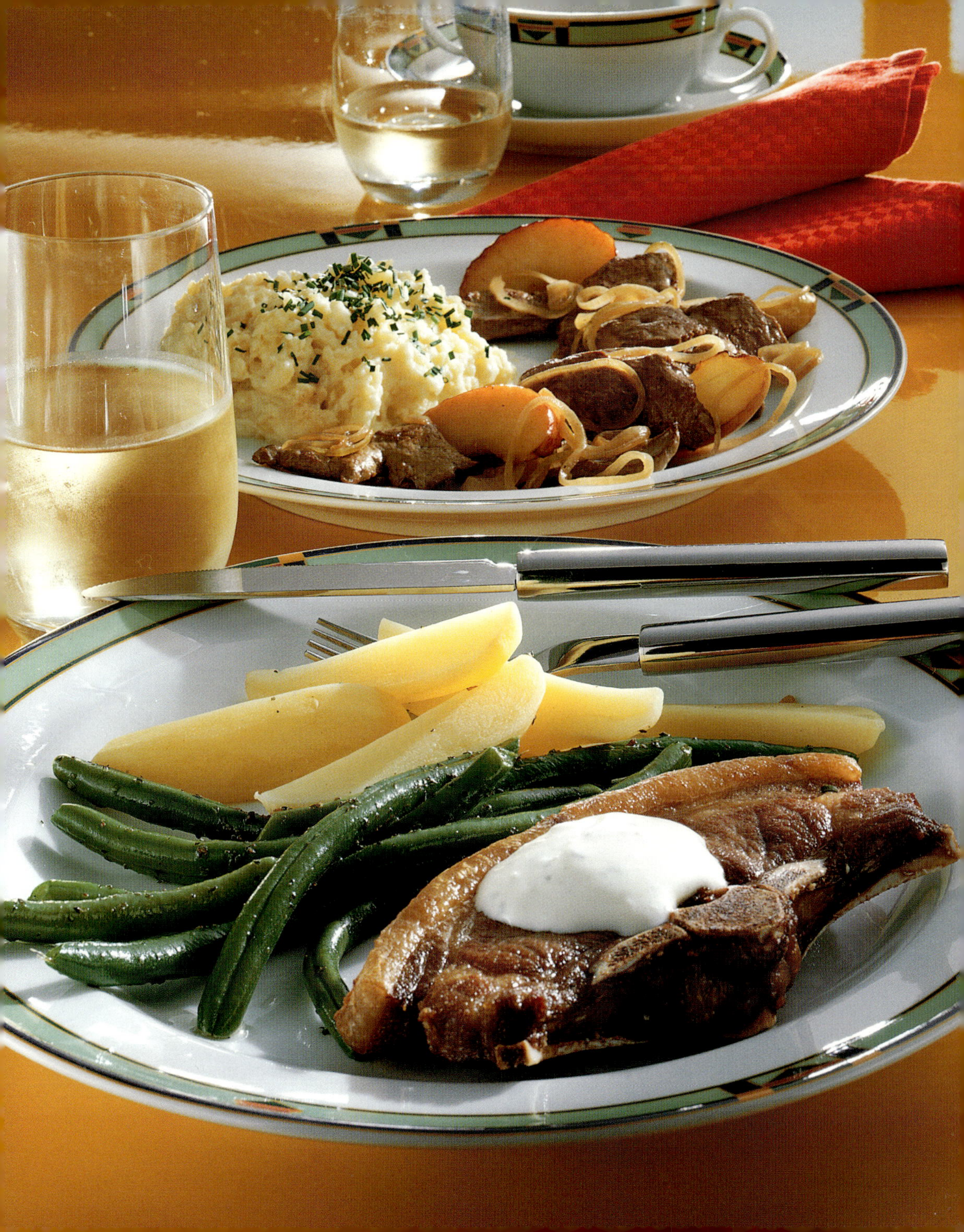

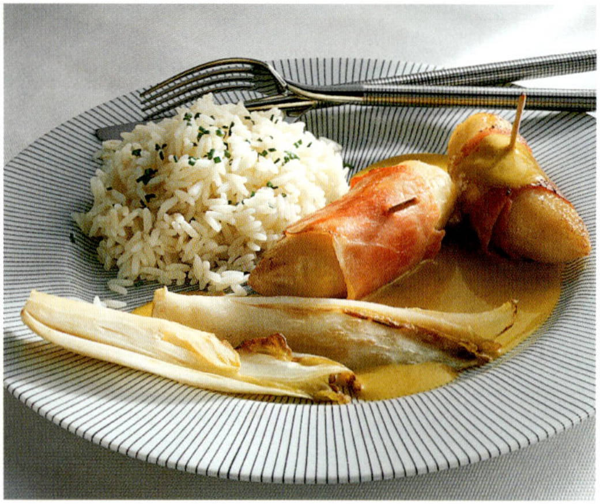

Banane mit Schinken

- 1/2 Tasse Reis
- Salz
- 1 Staude Chicorée
- 1 EL Zitronensaft
- 2 kleine Bananen
- 2 Scheiben gekochter Schinken
- 1 TL Curry
- 1 EL Crème fraîche
- 1 EL Butter oder Margarine
- 1 TL Zucker

Zubereitungszeit: 30 Min.

1 Den Reis mit 1 Tasse Salzwasser in 20 Min. körnig kochen. Chicorée putzen, längs vierteln und mit Salz und Zitronensaft würzen. Bananen schälen und quer halbieren. Den Schinken längs halbieren. Jeweils 1 Stück Banane in 1/2 Scheibe Schinken wickeln, mit einem Zahnstocher feststecken. 4 EL Wasser mit Curry und Crème fraîche verrühren.

2 Butter oder Margarine in einer Pfanne erhitzen. Die Röllchen 6 Min. rundherum knusprig braten. Den Chicorée dazugeben und 2 Min. weiterbraten, dann alles an den Pfannenrand schieben.

3 Den Zucker in der Pfanne schmelzen lassen. Die Currymischung dazugießen und 4 Min. leise köcheln lassen.

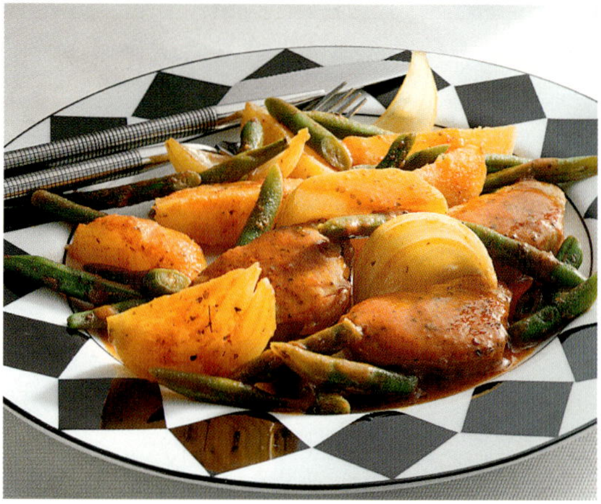

Filet mit Bohnen

- 150 g grüne, tiefgekühlte Bohnen
- 3 gekochte Kartoffeln (am besten am Vortag gekocht)
- 150 g Schweinefilet
- 1 Zwiebel
- 1 EL Tomatenmark (aus der Tube)
- 1/2 TL getrockneter Majoran oder 1 EL frischer Majoran
- 1 EL Pflanzenöl
- Salz
- Pfeffer

Zubereitungszeit: 20 Min.

1 Die Bohnen auftauen lassen. Die Kartoffeln pellen und in Schnitze, das Fleisch in Scheiben schneiden. Die Zwiebel pellen und achteln. 4 EL Wasser mit Tomatenmark und Majoran zu einer Sauce verrühren.

2 Eine beschichtete Pfanne erhitzen und das Öl darin heiß werden lassen. Fleisch, Zwiebel und Kartoffeln darin scharf anbraten. Die Bohnen dazugeben, salzen und pfeffern. Die Hitze herunterschalten.

3 Die Sauce dazugießen, alles einmal umrühren und 3 Min. köcheln lassen.

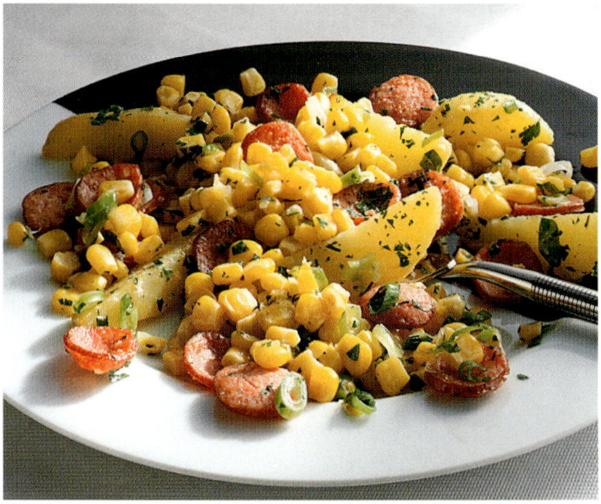

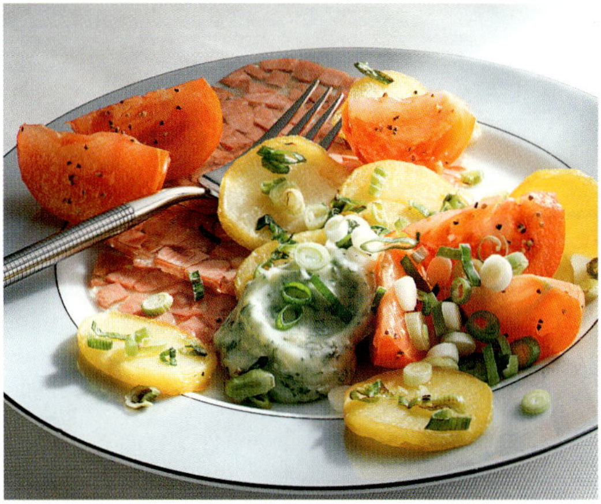

Maispfanne

3 gekochte Kartoffeln (am besten am Vortag gekocht)
1 Frühlingszwiebel
1 Krakauer (max. 80 g)
1 kleine Dose Mais (150 g)
1 EL Pflanzenöl
1/2 TL Zucker
Salz
Pfeffer
2 EL gehackte Petersilie

Zubereitungszeit: 20 Min.

1 Die Kartoffeln pellen und in Schnitze schneiden. Die Frühlingszwiebel putzen, waschen und in Ringe, die Krakauer in Scheiben schneiden. Den Mais abtropfen lassen.

2 Eine beschichtete Pfanne erhitzen und das Öl darin heiß werden lassen. Die Wurstscheiben darin auf beiden Seiten knusprig braten.

3 Die Kartoffeln dazugeben und goldbraun braten. Zwiebelringe und Mais hinzufügen und alles 5 Min. erhitzen, dabei gelegentlich umrühren. Mit Zucker, Salz und Pfeffer abschmecken, die Petersilie unterheben.

Sülze mit Bratkartoffeln

3 gekochte Kartoffeln (am besten am Vortag gekocht)
2 Frühlingszwiebeln
3 Tomaten
Salz
Pfeffer
1 EL Bratfett
100 g Schinkensülze (Aufschnitt)
1 EL Remoulade (aus der Tube)

Zubereitungszeit: 20 Min.

1 Die Kartoffeln pellen und in Scheiben schneiden. Die Frühlingszwiebeln putzen, waschen und schräg in dünne Ringe schneiden. Die Tomaten waschen, Stielansätze entfernen. Tomaten achteln, salzen und pfeffern.

2 Die Kartoffeln in einer beschichteten Pfanne zunächst trocken anbraten, salzen und pfeffern. Dann das Bratfett und die Hälfte der Zwiebelringe dazugeben und die Kartoffeln goldbraun fertig braten.

3 Die Sülze auf einen Teller legen, die Tomaten an den Tellerrand setzen, mit den restlichen Zwiebelringen bestreuen. Die Remoulade daneben anrichten und die Bratkartoffeln dazulegen.

VARIANTE

Statt der Sülze können Sie auch Roastbeef nehmen.

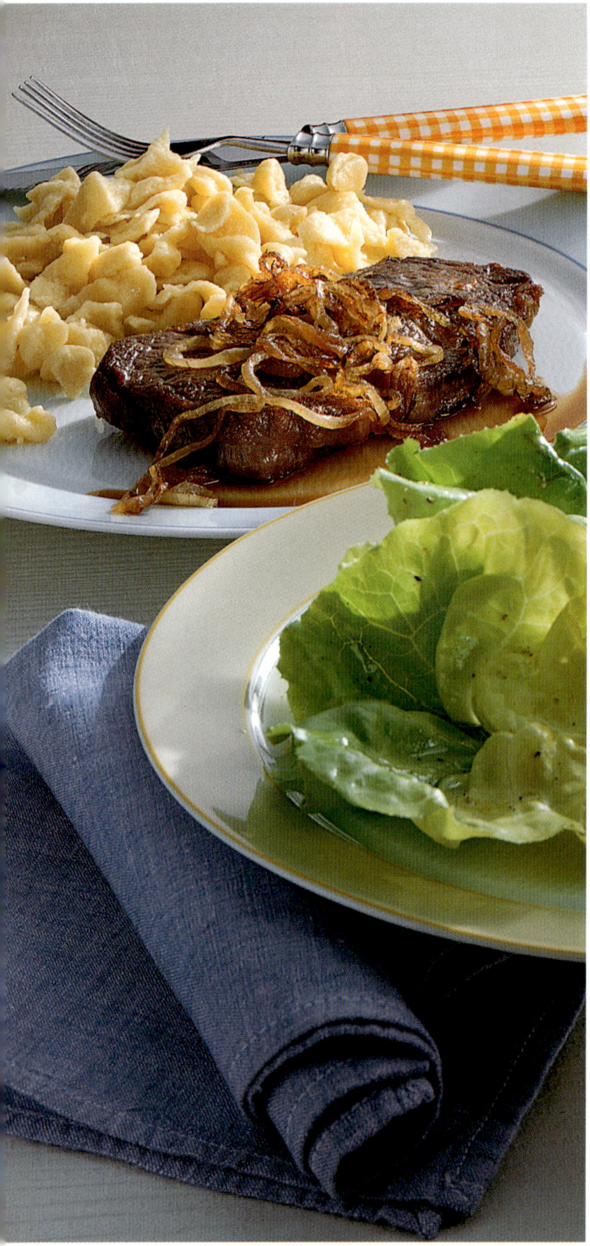

Zwiebelrostbraten mit Spätzle und grünem Salat

- 1 Rumpsteak (etwa 150 g)
- einige Tropfen Pflanzenöl
- 1 Kopf Salat
- 1 EL Olivenöl
- 1 EL Zitronensaft
- 1 TL Zucker
- Salz
- Pfeffer
- 1 EL Schnittlauchröllchen
- 3 Zwiebeln
- 1 Msp. Kümmelpulver
- 1 EL Butter oder Margarine
- 75 g Spätzle

Zubereitungszeit: 30 Min.

1 Das Fleisch abspülen, trockentupfen, den Fettrand einschneiden. Mit einigen Tropfen Öl einreiben und dabei etwas flach drücken, beiseite stellen.

2 Den Salat putzen, waschen und trockenschütteln. Nur die hellgelben Blätter und das Salatherz in eine Schüssel geben. Eine Marinade aus Olivenöl, Zitronensaft, 1 EL Wasser, etwas Zucker, Salz, Pfeffer, Schnittlauchröllchen rühren und über den Salat gießen.

3 Die Zwiebeln pellen, in dünne Scheiben schneiden, mit dem restlichen Zucker, Salz, Pfeffer und Kümmelpulver bestreuen.

4 Die Butter oder die Margarine bei mittlerer bis schwacher Hitze in einer beschichteten Pfanne zerlassen. Die Zwiebelringe darin ganz langsam bei schwacher Hitze 20 Min. braten, dabei gelegentlich wenden. Sie sollten hellbraun und knusprig sein.

5 Die Spätzle nach Packungsanweisung in reichlich Salzwasser bißfest kochen.

6 Eine zweite Pfanne erhitzen. Nachdem die Zwiebeln gut 10 Min. braten, das Steak in die zweite heiße Pfanne legen und 3 Min. auf mittlerer bis hoher Hitze braten. Wenden, salzen, pfeffern und die andere Seite ebenfalls 3 Min. braten. Wieder wenden, salzen, pfeffern und auf einen Teller legen.

7 Die Zwiebeln auf dem Steak verteilen, die Spätzle daneben anrichten. Den Salat zum Zwiebelrostbraten essen.

Wiener Schnitzel mit Kartoffelsalat

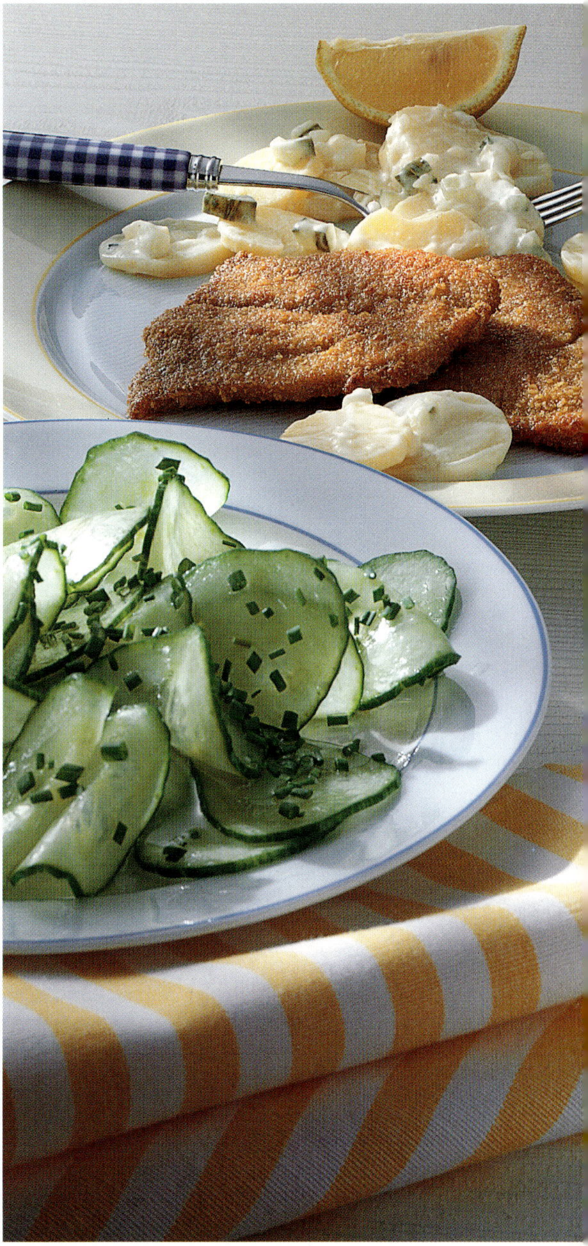

- 3 gekochte Kartoffeln (am besten am Vortag gekocht)
- 1 Zwiebel
- 1 Gewürzgurke
- 2 EL Gurkenwasser
- 2 EL Salatcreme
- 1 TL Zucker
- Salz
- Pfeffer
- 1/2 Salatgurke
- 1 EL Olivenöl
- 1 EL Zitronensaft
- 1 EL Schnittlauchröllchen
- 150 g Kalbsschnitzel, dünn geschnitten
- 1/2 Packung Fix-Paniermehl (50 g, Fertigprodukt)
- 1 EL Bratfett
- 1 Zitronenviertel

Zubereitungszeit: 30 Min.

1 Die Kartoffeln pellen und in Scheiben schneiden. Die Zwiebel pellen. Zwiebel und Gewürzgurke in Würfel schneiden.

2 In einer Schüssel eine Sauce aus Gurkenwasser, Salatcreme, 1/2 TL Zucker, Salz und Pfeffer rühren. Kartoffelscheiben, Zwiebel- und Gurkenwürfel dazugeben, einmal vorsichtig umrühren und 20 Min. ziehen lassen.

3 Die Salatgurke waschen, trockenreiben, in dünne Scheiben hobeln und in eine Schüssel legen. In einer Tasse das Olivenöl mit Zitronensaft, 1 EL Wasser, dem restlichen Zucker, Salz und Pfeffer verrühren und über die Gurken gießen. Den Gurkensalat auf einem Salatteller anrichten und mit Schnittlauchröllchen bestreuen.

4 Das Fleisch in 2 oder 3 Schnitzel schneiden. Unter fließendem Wasser abspülen und naß in dem Paniermehl wenden.

5 Das Bratfett in einer beschichteten Pfanne heiß werden lassen. Das Fleisch darin auf jeder Seite 3–4 Min. knusprig braun braten.

6 Die Schnitzel zusammen mit dem Zitronenviertel auf einem Teller anrichten. Den Kartoffelsalat daneben legen. Kurz vor dem Essen Zitronensaft über die Schnitzel träufeln. Den Gurkensalat dazu essen.

VARIANTE

Statt Kalbsschnitzel können Sie auch dünn geschnittenes Schweineschnitzel oder Putenfleisch aus der Oberkeule nehmen.

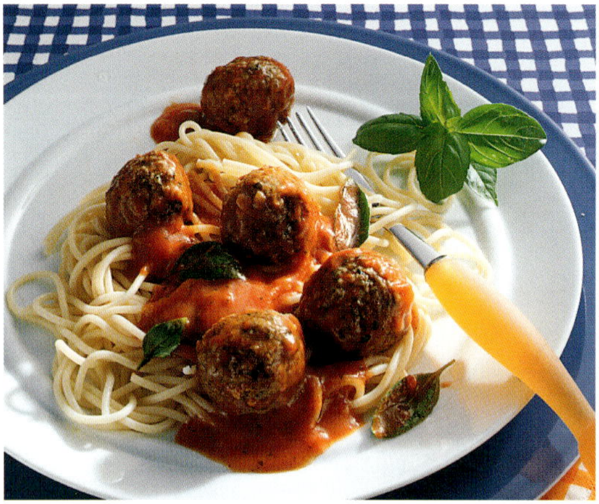

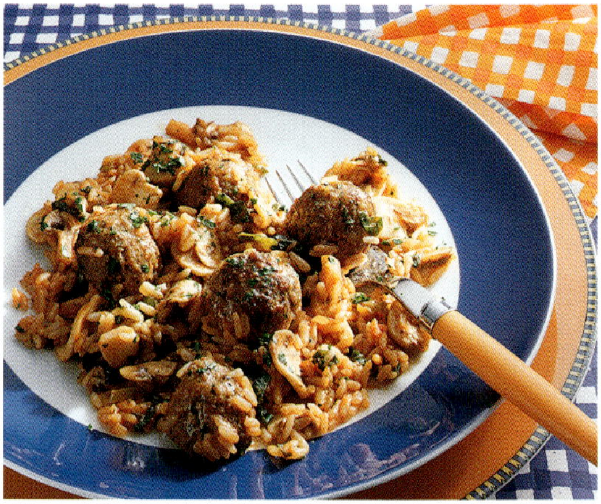

Grundrezept Fleischklößchenteig (für 1 Portion):
2 EL Fix-Hackbratenmehl (Fertigprodukt) in 2–3 EL Wasser quellen lassen. 100 g gemischtes Hackfleisch und 2 EL gehackte Kräuter (Petersilie, Schnittlauch oder Basilikum) und/oder 1 EL Zwiebelwürfel und/oder 1 TL getrockneten Majoran mit dem Hackbratenmehl verkneten.

Spaghetti mit Fleischklößchen

- 75 g Spaghetti • Salz
- 1 Portion Fleischklößchenteig (siehe oben)
- 1 EL Pflanzenöl
- 1/2 Packung Tomatensauce (etwa 150 g; Fertigprodukt)
- 1 EL Tomatenmark (Tube)
- 1/2 TL Zucker • Pfeffer
- 1 TL getrockneter Thymian
- 2 EL Basilikumblättchen

Zubereitungszeit: 30 Min.

1 Die Spaghetti nach Packungsanweisung in reichlich Salzwasser bißfest kochen.

2 Aus dem Fleischklößchenteig 6 walnußgroße Klößchen formen. Das Öl in einer beschichteten Pfanne erhitzen. Die Klößchen darin bei schwacher Hitze 5 Min. rundherum braun braten und aus der Pfanne nehmen.

3 In der Pfanne die Tomatensauce mit Tomatenmark, Zucker, Salz, Pfeffer und Thymian verrühren. Die Klößchen zurück in die Sauce geben. Alles 3 Min. köcheln lassen. Das Basilikum unterheben. Die Spaghetti auf einen Teller legen, die Tomatensauce mit den Fleischklößchen darauf verteilen.

Pilzpfanne

- 1 Portion Fleischklößchenteig (siehe links)
- 1 Knoblauchzehe
- 1 Frühlingszwiebel
- 100 g Champignons
- Salz
- Pfeffer
- einige Tropfen Zitronensaft
- 1 EL Pflanzenöl
- 1 Portion gekochter Reis
- 1/2 Packung Tomatensauce (etwa 150 g; Fertigprodukt)
- 1 TL getrockneter Thymian
- 2 EL gehackte Petersilie

Zubereitungszeit: 20 Min.

1 Aus dem Fleischklößchenteig 6 walnußgroße Klößchen formen.

2 Den Knoblauch pellen und fein würfeln. Frühlingszwiebel putzen, waschen und in Ringe schneiden. Champignons putzen, in Scheiben schneiden, mit Salz, Pfeffer und Zitronensaft würzen.

3 Das Öl erhitzen. Die Fleischklößchen darin rundherum 3 Min. scharf anbraten. Champignons, Frühlingszwiebelringe, Knoblauch und Reis dazugeben, alles 5 Min. weiterbraten. Die Tomatensauce hinzufügen und kurz erhitzen. Mit Salz, Pfeffer und Thymian abschmecken und mit Petersilie bestreuen.

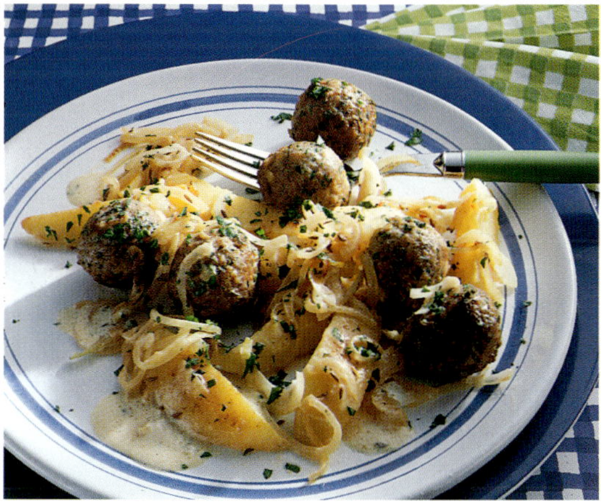

Zwiebel-pfanne

1 Portion Fleischklößchenteig (siehe links)
3 gekochte Kartoffeln (am besten am Vortag gekocht)
1 große Gemüsezwiebel (ersatzweise 3 Zwiebeln)
1 EL Crème fraîche
2 TL Kümmel
1 EL Pflanzenöl
Salz • Pfeffer
2 EL gehackte Petersilie

Zubereitungszeit: 20 Min.

1 Aus dem Fleischklößchenteig 6 walnußgroße Klößchen formen.

2 Die Kartoffeln pellen und in Schnitze schneiden. Die Zwiebel pellen, halbieren und in Streifen schneiden. In einer Tasse 4 EL Wasser mit Crème fraîche und Kümmel verrühren.

3 Das Öl in einer Pfanne erhitzen und die Fleischklößchen darin unter Rütteln rundherum braun braten. Zwiebel und Kartoffeln dazugeben und 5–8 Min. weiterbraten.

4 Die Kümmelsauce hineingießen, einmal gut umrühren und alles etwa 3 Min. köcheln lassen, mit Salz und Pfeffer abschmecken. Mit Petersilie bestreuen.

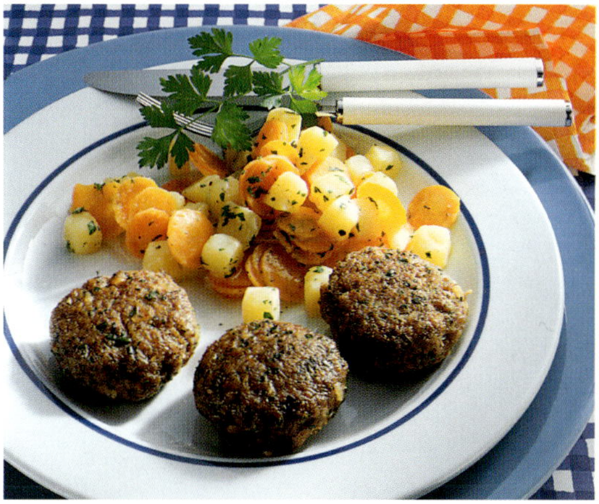

Frikadellen mit Möhren

3 Kartoffeln
150 g Möhren
Salz
1 Portion Fleischklößchenteig (siehe links)
1 EL Bratfett
1/2 TL Zucker
Pfeffer
1 EL Butter oder Margarine
2 EL gehackte Petersilie

Zubereitungszeit: 30 Min.

1 Die Kartoffeln schälen und würfeln. Die Möhren putzen und in Scheiben schneiden.

2 Die Kartoffeln gut mit Salzwasser bedecken und 10 Min. kochen. Die Möhren dazugeben und beides 10 Min. weiterkochen.

3 Aus dem Fleischklößchenteig 3 Frikadellen formen. Das Bratfett in einer beschichteten Pfanne erhitzen und die Frikadellen darin auf beiden Seiten 3 Min. braten, die Pfanne vom Herd nehmen.

4 Das Gemüse abgießen, etwas abdampfen lassen. Mit Zucker, Salz, Pfeffer, Butter oder Margarine und gehackter Petersilie abschmecken. Das Gemüse auf einem Teller anrichten, die Frikadellen daneben legen.

Spiegeleier, Bratkartoffeln und Tomatensalat

- 3 Tomaten
- 1 Frühlingszwiebel
- 1 EL Olivenöl
- 1 EL Zitronensaft
- 1/2 TL Zucker
- Salz
- Pfeffer
- 3 gekochte Kartoffeln (am besten am Vortag gekocht)
- 1 Zwiebel
- 1 EL Bratfett
- 2 Eier
- 1 EL Schnittlauchröllchen

Zubereitungszeit: 20 Min.

1 Die Tomaten waschen, trockenreiben und die Stielansätze herausschneiden. Die Tomaten in Scheiben schneiden und auf einen Salatteller legen.

2 Die Frühlingszwiebel putzen, waschen und in dünne Ringe schneiden, über die Tomaten geben.

3 Eine Sauce aus Öl, Zitronensaft, 1 EL Wasser, Zucker, Salz und Pfeffer rühren und über den Salat gießen.

4 Die Kartoffeln pellen und in Scheiben schneiden. Die Zwiebel pellen und würfeln.

5 Eine beschichtete Pfanne erhitzen und die Kartoffelscheiben zunächst trocken darin braten. Dann die Zwiebelwürfel und das Bratfett hinzugeben und alles goldbraun fertig braten. Mit Salz und Pfeffer würzen und an den Rand schieben.

6 Die Eier am Pfannenrand aufschlagen und als Spiegeleier braten. Mit etwas Salz würzen.

7 Mit einem Bratenwender die Bratkartoffeln aus der Pfanne nehmen und auf einen Teller legen. Die Spiegeleier darauf anrichten und mit dem Schnittlauch bestreuen. Dazu gibt es den Tomatensalat.

TIP!

Bratkartoffeln nehmen nicht so viel Fett auf, wenn Sie sie zunächst in einer beschichteten Pfanne trocken braten. Dann erst eine Mischung aus Pflanzenöl und Butter oder Margarine dazugeben und die Bratkartoffeln goldbraun fertig braten.

Eier mit Senfsauce, Kresse und grünem Salat

- 1 Kopf Salat
- 1 EL Zitronensaft
- 1 EL Olivenöl
- 1/2 TL Zucker
- Salz • Pfeffer
- 2 EL Schnittlauchröllchen
- 3 mehligkochende Kartoffeln
- 2 Eier
- 1 EL mittelscharfer Senf
- 1 EL Crème fraîche
- 1 Beet Kresse

Zubereitungszeit: 40 Min.

1 Den Salat putzen, nur die hellgrünen Blätter und das Salatherz verwenden. Den Salat waschen, trockenschütteln, zerpflücken und in eine Schüssel geben.

2 Aus Zitronensaft, Öl, 1 EL Wasser, Zucker, Salz und Pfeffer eine Sauce rühren und über den Salat gießen. Mit Schnittlauchröllchen bestreuen.

3 Die Kartoffeln schälen, waschen und in Schnitze schneiden. Mit Salzwasser bedecken und ziemlich weich kochen.

4 Die Eier in 6 Min. wachsweich kochen. Im Eierkocher die Wassermenge nach Gebrauchsanweisung dosieren. Die Eier unter kaltem Wasser abschrecken.

5 In einem kleinen Topf den Senf mit der Crème fraîche und 2 EL Wasser verrühren. Einmal kurz aufkochen lassen.

6 Die Kartoffeln abgießen, zugedeckt im Topf einmal durchschütteln und auf einen Teller legen. Die Eier pellen und auf oder neben die Kartoffeln setzen. Die Senfsauce über die Eier gießen. Die Kresse vom Beet schneiden und darüber streuen. Dazu gibt es den grünen Salat.

VARIANTE

Statt der Kresse können Sie auch feine Frühlingszwiebelringe oder Schnittlauchröllchen über die Eier streuen. Aber Kresse schmeckt am pikantesten.

Im Bild vorne:
Eier mit Senfsauce, Kresse und grünem Salat
Im Bild hinten:
Spiegeleier, Bratkartoffeln und Tomatensalat

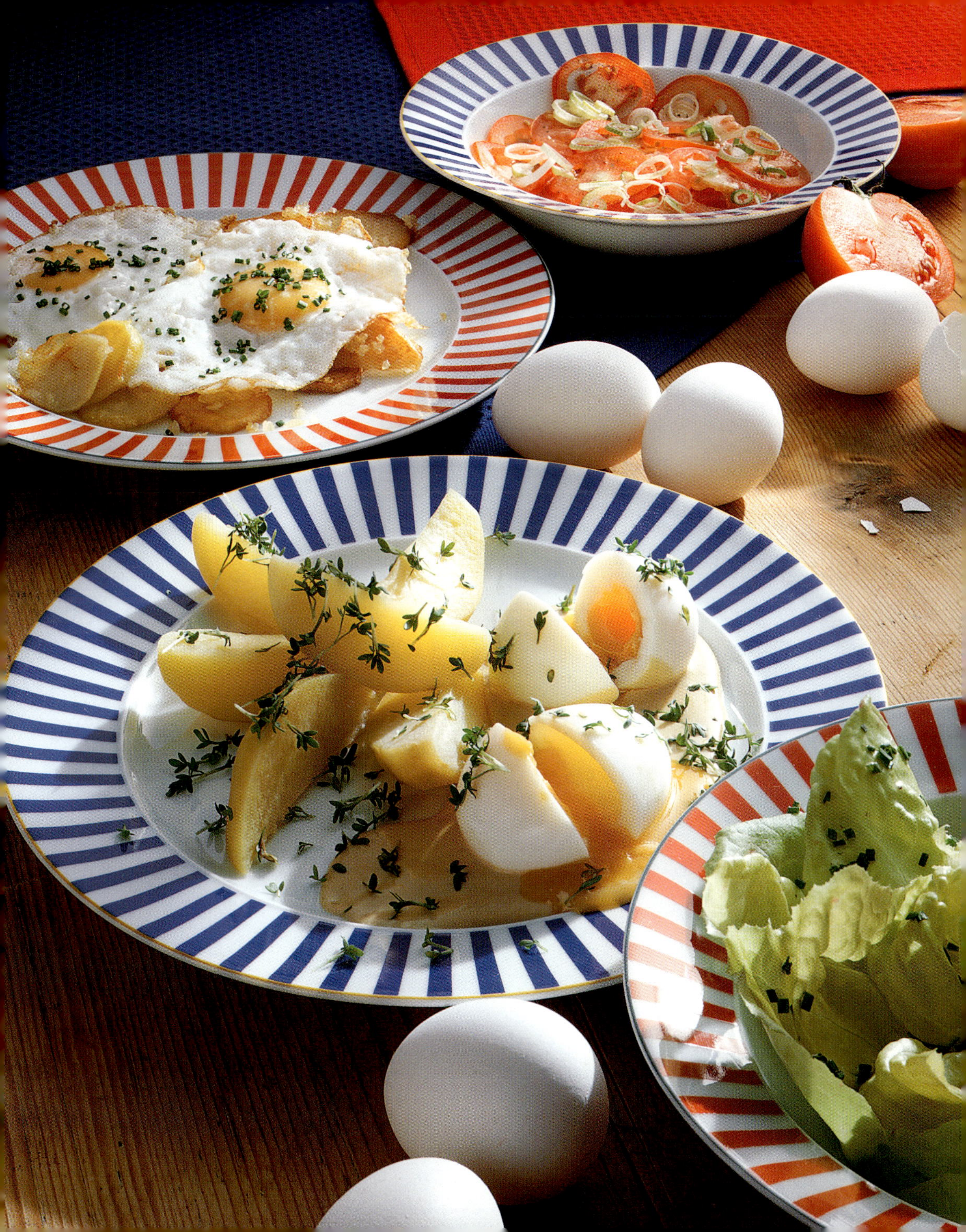

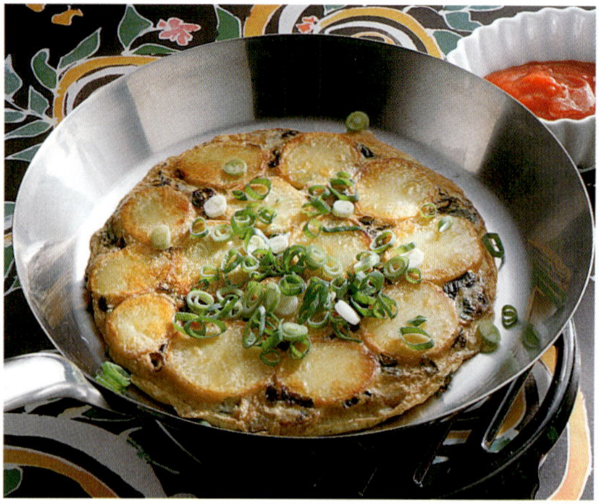

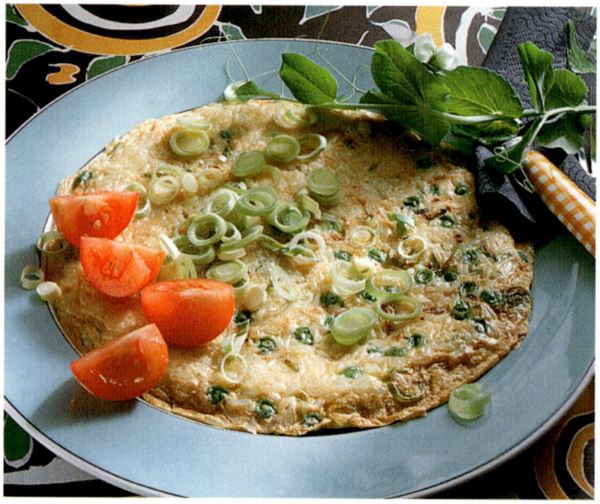

Omelett mit Pilzen

3 gekochte Kartoffeln (am besten am Vortag gekocht)
150 g Champignons
2 Frühlingszwiebeln
2 Eier
Salz
Pfeffer
1 EL Bratfett
1 EL Tomatenketchup

Zubereitungszeit: 20 Min.

1 Die Kartoffeln pellen. Die Pilze putzen. Die Frühlingszwiebeln putzen und waschen. Alles in Scheiben schneiden. Die Eier mit Salz und Pfeffer verquirlen.

2 Eine beschichtete Pfanne erhitzen und die Kartoffelscheiben zunächst trocken darin braten. Von den Zwiebelringen einige beiseite legen. Die restlichen mit den Champignons und dem Bratfett zu den Kartoffeln geben und alles bei mittlerer Hitze 10 Min. braten, salzen und pfeffern.

3 Die Eiermasse über die Kartoffel-Pilz-Mischung gießen, stocken lassen, dabei vorsichtig mit einem Bratenwender alles umschichten. Das Omelett auf einen Teller gleiten lassen, mit den restlichen Zwiebelringen bestreuen, das Ketchup als Klecks daneben setzen.

Lauch-Erbsen-Reis

1 kleine Stange Lauch
2 Eier
Salz
Pfeffer
1 EL Butter oder Margarine
1 Portion gekochter Reis
2 EL tiefgekühlte Erbsen

Zubereitungszeit: 20 Min.

1 Den Lauch putzen und in dünne Ringe schneiden, in ein Sieb geben und gründlich unter fließendem Wasser abspülen. Auf Küchenpapier abtropfen lassen.

2 Die Eier mit Salz und Pfeffer verquirlen.

3 Eine beschichtete Pfanne erhitzen und die Butter oder die Margarine darin zerlassen. Den Reis im heißen Fett anbraten. Vom Lauch einige zarte Ringe beiseite legen, den Rest mit den Erbsen zum Reis geben, alles 4 Min. braten. Die Mischung salzen und pfeffern.

4 Die Eiermasse über den Reis gießen, stocken lassen, dabei vorsichtig umschichten. Den Lauch-Erbsen-Reis auf einem Teller anrichten und die zurückbehaltenen Lauchringe darauf verteilen.

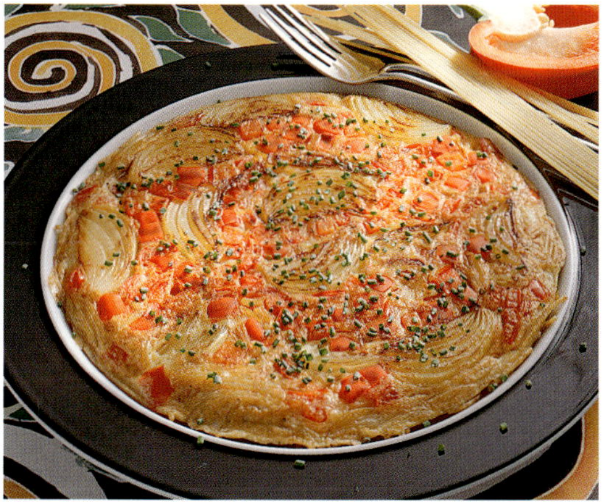

Gebratene Nudeln

- 1 Portion gekochte Spaghetti
- 1 Paprikaschote
- 2 Zwiebeln
- 2 Eier
- Salz
- Pfeffer
- 1 EL Bratfett
- 2 EL Schnittlauchröllchen

Zubereitungszeit: 20 Min.

1 Die Spaghetti kleinschneiden. Die Paprikaschote halbieren, putzen, waschen und würfeln. Die Zwiebeln pellen und achteln. Die Eier mit Salz und Pfeffer verquirlen.

2 In einer beschichteten Pfanne das Bratfett erhitzen. Die Zwiebeln darin glasig braten, dann die Paprikawürfel und die Spaghetti dazugeben und alles bei mittlerer Hitze 10 Min. braten, dann salzen und pfeffern.

3 Die Eiermasse über die Spaghetti-Paprika-Mischung gießen und stocken lassen, dabei alles vorsichtig umschichten. Das Nudelomelett auf einen Teller gleiten lassen und mit dem Schnittlauch bestreuen.

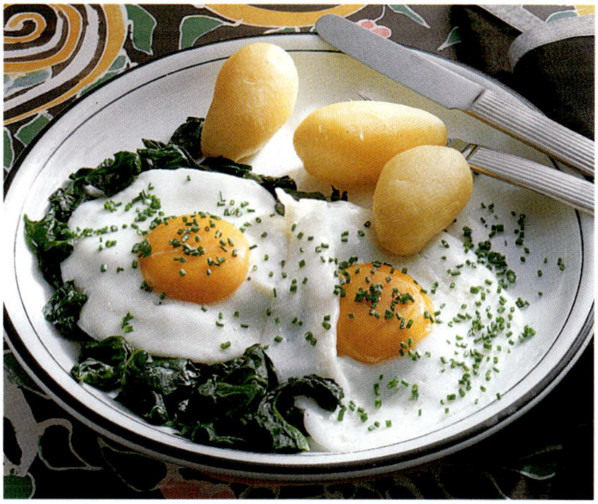

Spinat mit Spiegeleiern

- 150 g tiefgekühlter Blattspinat
- 3 Kartoffeln
- Salz
- Pfeffer
- 1 EL Butter oder Margarine
- 2 Eier

Zubereitungszeit: 30 Min.

1 Den Spinat auftauen lassen. In einem Sieb gut ausdrücken und auf Küchenpapier legen. Er muß ganz trocken sein.

2 Die Kartoffeln mit der Schale in Salzwasser 20 Min. kochen, dann abgießen.

3 Den Spinat in einer Pfanne erhitzen, bis die restliche Flüssigkeit verkocht ist. Salzen, pfeffern und in der Hälfte der Butter oder der Margarine wenden, auf einem Teller warm halten.

4 Die restliche Butter oder Margarine in die Pfanne geben. Die Eier am Pfannenrand aufschlagen, als Spiegeleier braten und mit Salz bestreuen.

5 Die Kartoffeln pellen und neben den Spinat legen. Die Spiegeleier auf den Spinat setzen.

Pellkartoffeln mit Quark und Rohkost

3 mehligkochende Kartoffeln
Salz
5 EL Cremquark (0,2 %)
1 EL Crème fraîche
Pfeffer
1 Beet Kresse
1 Zwiebel
1 Stück Salatgurke
1 Tomate

Zubereitungszeit: 30 Min.

1 Die Kartoffeln mit der Schale in Salzwasser 20 Min. kochen, gut abdampfen lassen.

2 Den Cremquark mit der Crème fraîche verrühren, mit wenig Salz und Pfeffer würzen. Die Kresse vom Beet schneiden, die Hälfte davon unter den Quark heben.

3 Die Zwiebel pellen und fein würfeln. Die Gurke waschen, trockenreiben und in kleine Würfel schneiden. Die Tomate waschen, trockenreiben, ohne Stielansatz achteln, salzen und pfeffern.

4 Den Kressequark in der Mitte eines Tellers anrichten und das Gemüse in Häufchen an den Rand setzen.

5 Die Kartoffeln pellen und neben den Quark legen. Den Quark mit der restlichen Kresse bestreuen.

VARIANTE

Wer es nicht ganz so vegetarisch mag, nimmt nur die halbe Menge Quark und ergänzt dieses Gericht mit etwas Luxus: 1 EL Kaviar, 2 Scheiben Graved Lachs oder geräuchertem Lachs oder 1 Matjesfilet.

TIP!

Kochen Sie gleich 3 Kartoffeln mehr mit für eine kalte Mahlzeit oder für das Gratin auf dieser Seite.

Gemüsegratin

3 gekochte Kartoffeln (am besten am Vortag gekocht)
1 kleine Stange Lauch
2 Tomaten
3 Zweige Basilikum
1 Knoblauchzehe
1 EL Crème fraîche
1/2 TL Instant-Brühe
Salz
Pfeffer
5 EL geriebener Käse (50 g)

Zubereitungszeit: 30 Min.

1 Den Backofen auf 200° vorheizen. Die Kartoffeln pellen und in Scheiben schneiden. Den Lauch putzen, in Ringe schneiden und unter fließendem Wasser gründlich abspülen, gut abtropfen lassen. Die Tomaten waschen, trockenreiben und ohne Stielansätze in Scheiben schneiden. Das Basilikum waschen und grob hacken. Den Knoblauch pellen und fein würfeln.

2 In einer Tasse die Crème fraîche mit 2 EL warmem Wasser und Instant-Brühe verrühren.

3 In eine ofenfeste Form zunächst die Hälfte der Kartoffelscheiben einschichten. Dann die Lauchringe, Tomatenscheiben, Basilikum und Knoblauch darauf verteilen. Die einzelnen Schichten mit wenig Salz und Pfeffer würzen. Mit den restlichen Kartoffelscheiben abdecken.

4 Die Crème-fraîche-Sauce darüber gießen, mit Käse bestreuen und im Backofen (Mitte, Umluft 180°) in 20 Min. goldbraun backen.

VARIANTEN

Dieses Gratin können Sie auf viele verschiedene Arten abwandeln: Statt Lauch und Tomaten können Sie auch eine Mischung aus Tomaten und Zucchini, aus Tomaten, Paprikaschote und Zwiebeln, aus Pilzen, Tomaten und Zwiebeln oder einfach nur Spinat verwenden. So können Sie Gemüsereste wunderbar weiterverarbeiten. Übrigens, statt der Kartoffeln schmecken auch gekochte Nudeln. Eine duftende, wohlschmeckende Mahlzeit, die Sie während der Garzeit nicht beaufsichtigen müssen.

Im Bild vorne: Gemüsegratin
Im Bild hinten: Pellkartoffeln mit Quark und Rohkost

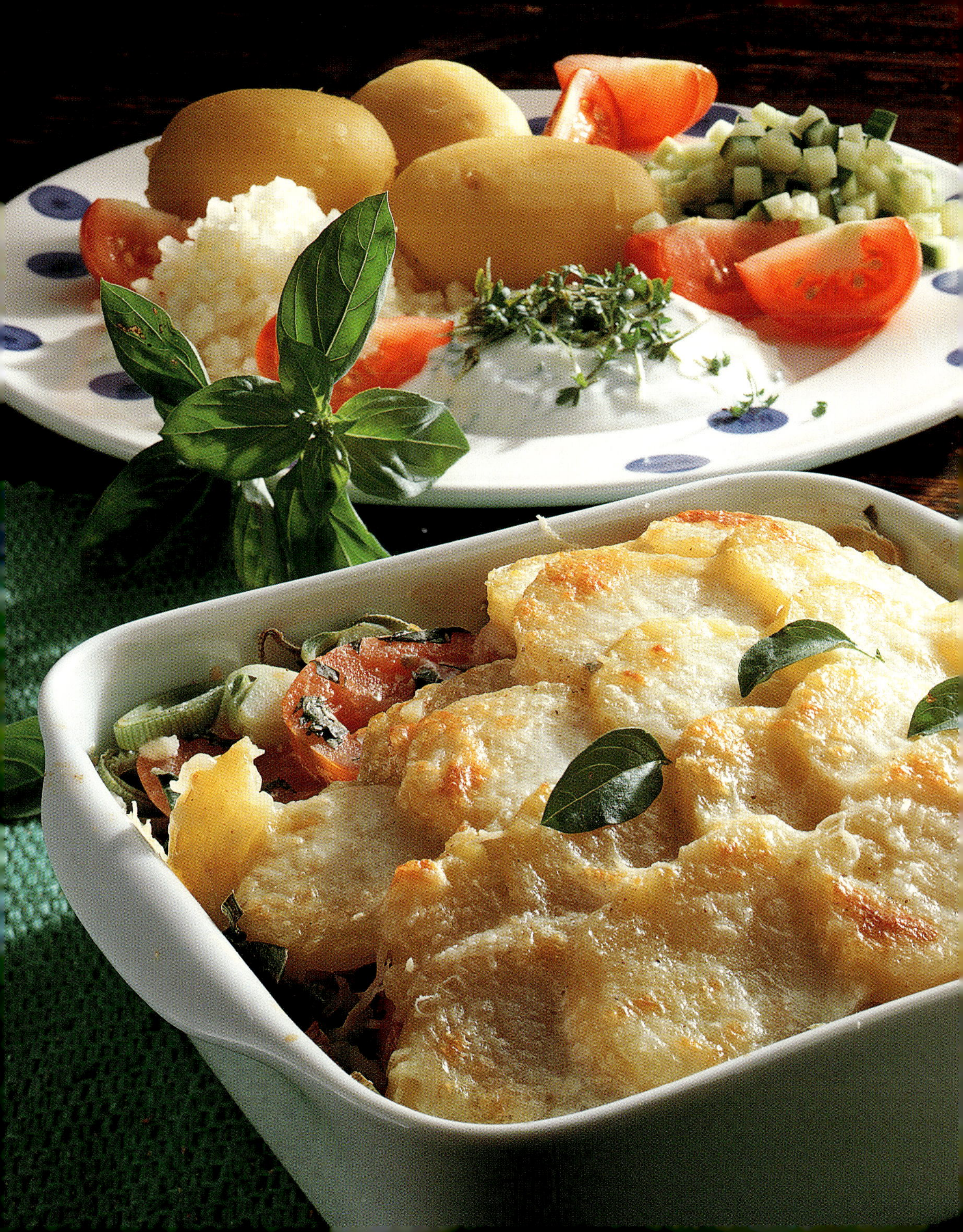

▼

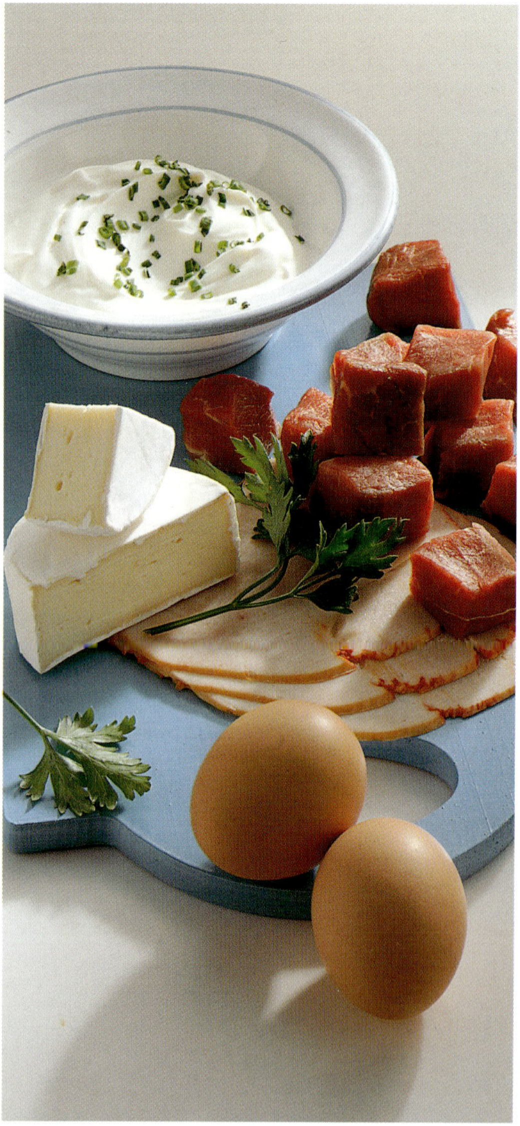

Die hier abgebildeten Lebensmittel liefern das notwendige Eiweiß.

Kalte Mahlzeiten und Lunchpakete

Hier geht's um die Mahlzeit für abends oder das Lunchpaket für den nächsten Tag am Arbeitsplatz – das brauchen alle diejenigen, die abends gemütlich warm essen und tagsüber einen Lunch am Arbeitsplatz einnehmen. Auch in diesem Kapitel besteht jede Mahlzeit aus drei Teilen, die Sie munter miteinander kombinieren können. Im Anschluß finden Sie 18 Beispiele, nach diesem System zusammengestellt. Es gilt wieder: Sparsam mit zusätzlichem Fett umgehen! Alle Rezepte sind für 1 Person berechnet.

▼ heißt: Hiervon kann es etwas weniger sein.
▲ heißt: Hiervon kann es etwas mehr sein.

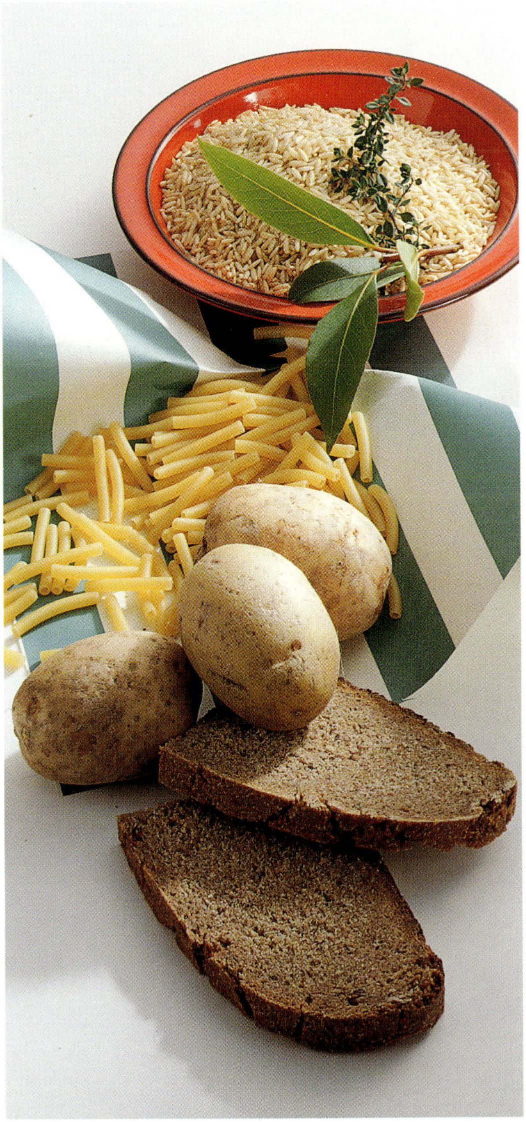

Brot, Reis, Nudeln und Kartoffeln versorgen Sie mit ausreichend Kohlenhydraten.

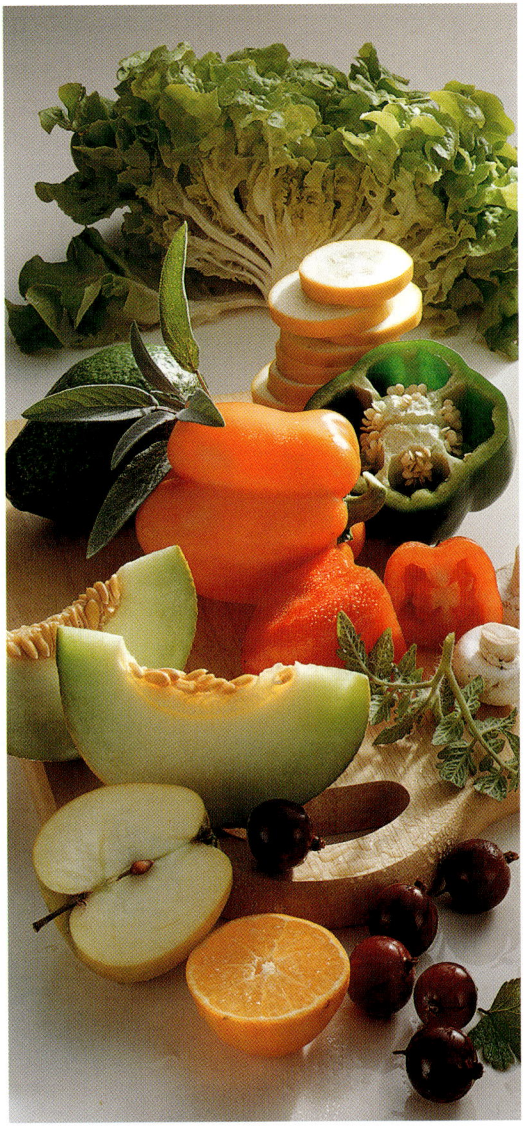

Diese Lebensmittelgruppe – Obst, Salat und frisches Gemüse – enthält Vitamine und Ballaststoffe.

Bunter Salat mit Eiern

- 1 Portion Salatgemüse (z.B. Blattsalat, Tomaten, Paprikaschote, Gurke, Champignons, Zwiebel; siehe auch S. 59)
- 1/2 Bund Dill
- 2 EL Salatcreme
- 1 EL Tomatenketchup
- 2 EL Weißwein oder Wasser
- Salz
- Pfeffer
- 2 Eier
- 1 Stück Baguette (etwa 50 g)

Zubereitungszeit: 20 Min.

1 Den Blattsalat putzen, waschen, trockenschütteln und in mundgerechte Stücke zerpflücken. Das Gemüse waschen, trokkenreiben und in Achtel, Stücke oder Scheiben schneiden. Die Champignons putzen (nicht waschen!), die Zwiebel pellen und beides ebenfalls in Scheiben schneiden. Den Salat in einer Schüssel mischen.

2 Den Dill waschen, 1 Zweig zurückbehalten, den Rest mit den Stengeln hacken.

3 Eine Sauce aus Salatcreme, Tomatenketchup und Weißwein oder Wasser rühren. Den Dill unterheben und mit Salz und Pfeffer abschmecken.

4 Die Eier in 6 Min. in sprudelndem Wasser wachsweich kochen. Im Eierkocher die Wassermenge nach Gebrauchsanweisung dosieren. Die Eier unter kaltem Wasser abschrecken, pellen und abkühlen lassen.

5 Den Salat auf einem großen Teller anrichten. Die Sauce darüber verteilen. Die Eier halbieren und darauf setzen. Mit dem Dillzweig verzieren.

6 Dazu gibt es Baguette. Wer will, kann es mit etwas Knoblauchbutter bestreichen und kurz unter dem Grill rösten.

VARIANTEN

Das ist das Grundrezept für einen Salat, den Sie immer wieder abwandeln können – auch die Sauce. Statt Eier können Sie auch 100 g gebratenes Geflügel, anderes Fleisch, aber auch gebratenen Fisch oder gebratene Leber nehmen. Immer gleich ein Stückchen bei einer warmen Mahlzeit mitbraten. Sie können aber auch 50 g Käse oder Aufschnitt – oder ein Gemisch von beidem – in Streifen schneiden und zu dem Salat geben.

Kartoffelsalat mit Würstchen

- 3 gekochte Kartoffeln (am besten am Vortag gekocht)
- 1 Tomate
- 1 Stück Salatgurke
- 1 Frühlingszwiebel
- 1 Wiener Würstchen (max. 50 g) oder 50 g Fleischwurst
- 1 EL Olivenöl
- 1 EL Weinessig
- 1/2 TL Zucker
- Salz
- Pfeffer

Zubereitungszeit: 20 Min.

1 Die Kartoffeln pellen und in Scheiben schneiden. Die Tomate und die Gurke waschen und trockenreiben. Von der Tomate den Stielansatz entfernen. Die Tomate achteln. Die Gurke mit Schale halbieren und die Hälften in dünne Scheiben schneiden. Die Frühlingszwiebel putzen, waschen und in Ringe schneiden. Das Würstchen oder die Fleischwurst schräg in Scheiben schneiden. Alles in eine Schüssel geben.

2 Eine Sauce aus Öl, Essig, 1 EL Wasser, Zucker, Salz und Pfeffer rühren. Die Sauce über den Salat gießen und einmal alles vorsichtig mischen.

VARIANTEN

Auch diesen Salat können Sie immer wieder abwandeln. Statt Kartoffeln können Sie 1 Portion gekochten Reis nehmen. Das Würstchen läßt sich durch 100 g gebratenes Geflügel, Fisch oder Fleisch ersetzen. Die Grundversion schmeckt toll mit einem kleingeschnittenen Matjesfilet. Außerdem können Sie diesen Salat noch mit Kräutern abwandeln: mit grob gehackter glatter Petersilie, Schnittlauchröllchen, Dill, frischem Estragon oder Kresse. Tomate und Gurke können Sie durch folgende Sorten ersetzen: Feldsalat, Rucola, Radicchio, Brunnenkresse oder Eisbergsalat, Champignons, Zucchini, Mais, geraspelte Möhren und Sellerie, bißfest gegarte grüne Bohnen, gekochten Blumenkohl, Erbsen oder Zuckerschoten.

Im Bild vorne: Kartoffelsalat mit Würstchen
Im Bild hinten: Bunter Salat mit Eiern

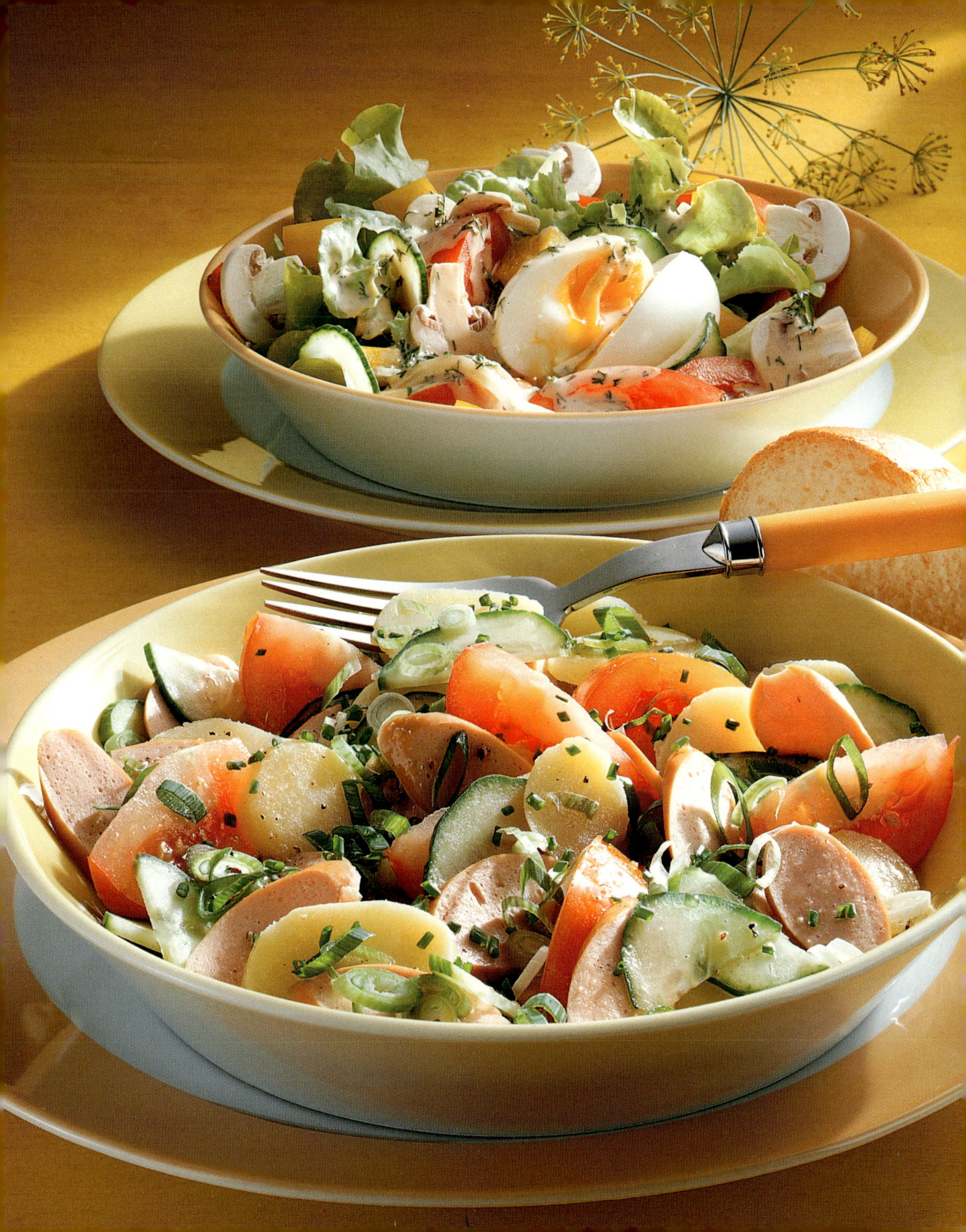

Nudel-Spinat-Salat mit Putenleber

1 Portion gekochte Nudeln
100 g Blattspinat (frisch oder tiefgekühlt)
1 Knoblauchzehe
1 Frühlingszwiebel
50 g Shiitake-Pilze
100 g Putenleber
einige Tropfen Pflanzenöl
Salz • Pfeffer
1 EL Olivenöl

Zubereitungszeit: 20 Min.

1 Die Nudeln kleinschneiden. Den frischen Spinat putzen, waschen und auf Küchenpapier trocknen. Den tiefgekühlten Spinat auftauen lassen und in einem Sieb gut ausdrücken. Die Knoblauchzehe pellen und fein würfeln. Die Frühlingszwiebel putzen, waschen und in Ringe schneiden. Die Pilze putzen (nicht waschen!) und in Scheiben schneiden.

2 Von der Putenleber eventuelle Röhren entfernen, die Leber in Scheiben schneiden.

3 Eine beschichtete Pfanne erhitzen und mit Öl ausreiben. Putenleber und Pilze darin von allen Seiten scharf anbraten, salzen, pfeffern, aus der Pfanne nehmen und beiseite stellen.

4 Den frischen Spinat und die Knoblauchwürfel in die heiße Pfanne geben und den Spinat unter Rühren kurz zusammenfallen lassen. Mit wenig Salz und Pfeffer würzen und in eine Salatschüssel geben. Den tiefgekühlten und aufgetauten Spinat nur mit Knoblauchwürfeln, Salz und Pfeffer vermengen.

5 Die Nudeln, die Putenleber mit den Pilzen und die Frühlingszwiebel unter den Spinat heben. Mit Olivenöl beträufeln, mit Salz und Pfeffer abschmecken.

VARIANTEN

Statt mit Spinat können Sie diesen Salat auch mit Rucola, Feldsalat oder Chicorée zubereiten. Dann entfällt Punkt 4. Die Putenleber können Sie gegen die gleiche Menge Kalbsleber austauschen.
Die vegetarische Variante: Leber weglassen und statt dessen über die Nudel-Pilz-Spinat-Mischung 5 EL frisch geriebenen Parmesan streuen.

Reis mit Fleischklößchen

1 Portion gekochter Reis
1/2 Portion gebratene Fleischklößchen (Rezept S. 32)
100 g rosa Champignons
1 Frühlingszwiebel
3 Stengel glatte Petersilie
1 EL Olivenöl
1 EL Weinessig
1/2 TL Zucker
Salz • Pfeffer

Zubereitungszeit: 20 Min.
Zeit zum Durchziehen: 1 Std.

1 Den Reis und die Fleischklößchen bereit stellen, die Klößchen eventuell bei Zimmertemperatur auftauen lassen.

2 Die Champignons putzen (nicht waschen!) und in Scheiben schneiden. Die Frühlingszwiebel putzen, waschen und schräg in etwas dickere Scheiben schneiden. Die Petersilie waschen, die Blättchen von den Stengeln zupfen und grob hacken.

3 Eine Sauce aus Öl, Essig, 1 EL Wasser, Zucker, Salz und Pfeffer rühren.

4 Reis, Fleischklößchen, Champignons, Frühlingszwiebel und die Hälfte der Petersilie in eine Schüssel geben, mit der Sauce übergießen und einmal vorsichtig mischen. 1 Std. durchziehen lassen. Dann mit der restlichen Petersilie bestreuen.

VARIANTEN

Dieser Reissalat läßt sich vielfältig abwandeln. Statt Fleischklößchen können Sie auch 100 g Geflügel, Fleisch oder Fisch nehmen – immer gebraten und in Scheiben geschnitten. Statt der Pilz-Zwiebel-Mischung eignet sich jedes Gemüse, das man roh essen kann: Paprika, Chicorée, Tomaten, Gurke, Lauch, Zucchini etc.

Im Bild vorne:
Nudel-Spinat-Salat mit Putenleber
Im Bild hinten:
Reis mit Fleischklößchen

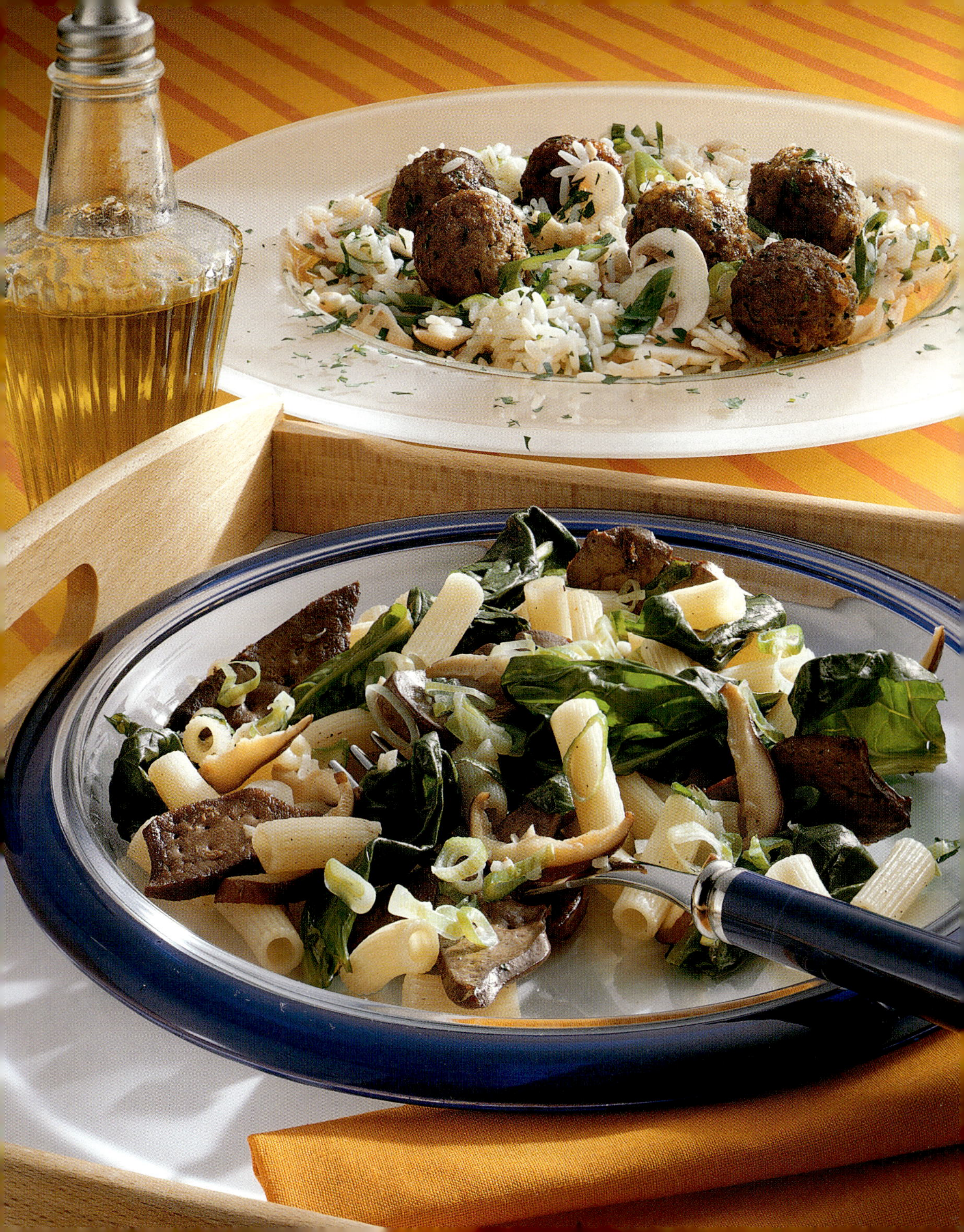

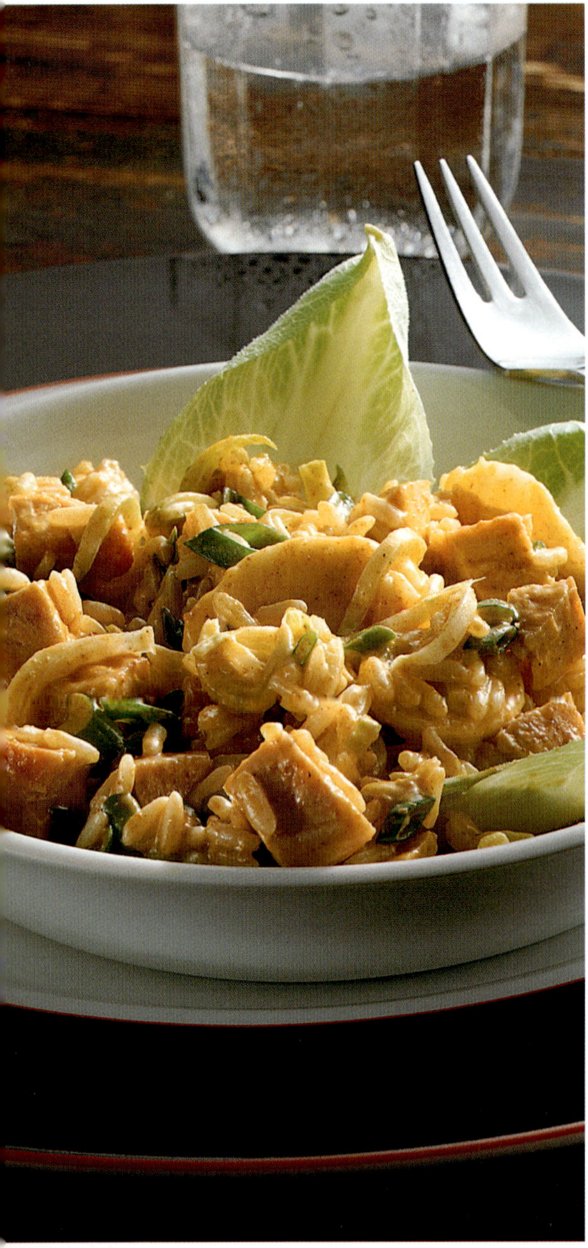

Curryreis mit Putenfleisch

- 1 Portion gekochter Reis
- 100 g gebratenes Putenfleisch
- 1 kleine Banane
- 1 Frühlingszwiebel
- 1 Staude Chicorée
- 2 EL Salatcreme
- 1 EL Zitronensaft
- 2 TL Curry
- 2 TL Zucker
- Salz • Pfeffer

Zubereitungszeit: 10 Min.

1 Den Reis bereit stellen, das Putenfleisch würfeln. Die Banane pellen. Die Frühlingszwiebel putzen und waschen. Beides schräg in 5 mm dicke Scheiben schneiden. Den Chicorée putzen, die äußeren Blätter entfernen. Einige knackige Blätter auf einem Teller ausbreiten, den Rest längs halbieren und dann in Streifen schneiden.

2 Eine Sauce aus Salatcreme, Zitronensaft, Curry, Zucker, Salz und Pfeffer rühren.

3 Den Reis mit Putenwürfeln, Frühlingszwiebel und Chicoréestreifen mischen. Die Bananenscheiben darauf verteilen. Die Currysauce darüber gießen und alles einmal vorsichtig mischen. Den Reissalat auf den Chicoréeblättern anrichten.

VARIANTEN

Zu diesem Reis mit Currysauce passen außer Putenfleisch auch gebratenes Hähnchenfleisch, gebratene Geflügel- oder Kalbsleber sowie 1/2 Portion gebratene Fleischklößchen (Rezept S. 32). Statt Banane können Sie 1 Pfirsich, 1 Nektarine oder 1 süßlichen Apfel nehmen, denn diese Früchte lassen sich gut mit Chicorée und Frühlingszwiebeln kombinieren.

Maissalat

1/2 Packung tiefgekühlter Mais oder 1 kleine Dose Mais (150 g)
3 gekochte Kartoffeln (am besten am Vortag gekocht)
2 Frühlingszwiebeln
1/2 Krakauer (max. 50 g)
3 Stengel glatte Petersilie
1 EL Olivenöl
3 EL Tomatenketchup
1 TL Zucker
Salz
Pfeffer

Zubereitungszeit: 20 Min.
Zeit zum Durchziehen: 30 Min.

1 Den tiefgekühlten Mais auftauen, den Dosenmais gut abtropfen lassen.

2 Die Kartoffeln pellen und würfeln. Die Frühlingszwiebeln putzen, waschen, die weißen Teile in Ringe, die grünen Teile in 3 cm lange Streifen schneiden. Die Krakauer schräg in Scheiben schneiden.

3 Die Petersilie waschen und trockenschütteln. Die Blättchen abzupfen und grob hacken.

4 Eine Sauce aus Öl, Ketchup, Zucker, Salz und Pfeffer rühren.

5 Kartoffelwürfel, Mais, Wurstscheiben und Frühlingszwiebeln in eine Schüssel geben. Die Sauce über den Salat gießen und alles miteinander mischen. Einen Teil der Petersilie vorsichtig unterheben. Den Salat 30 Min. ziehen lassen. Mit der restlichen Petersilie bestreuen.

VARIANTEN

Statt Krakauer eignet sich auch 1 Wiener Würstchen oder 50 g Salamiwürfelchen. Wer Wurst nicht mag, kann sie gegen geräucherte Putenbrust (Aufschnitt) oder geräuchertes Hähnchenfleisch (Keule, Fertigprodukt) austauschen.

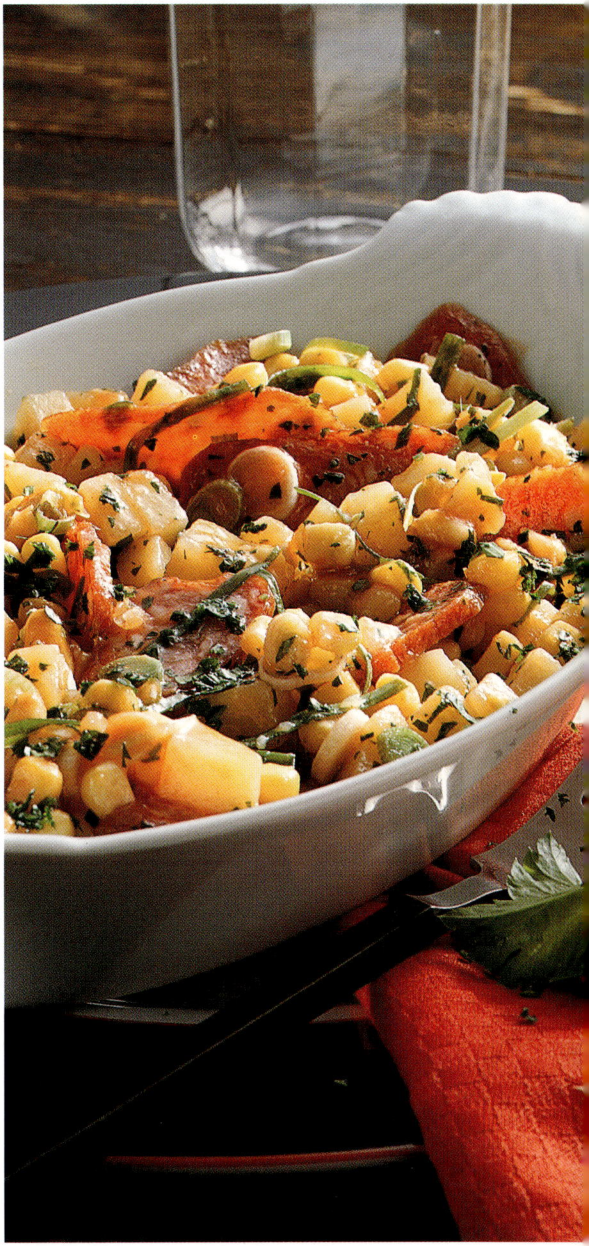

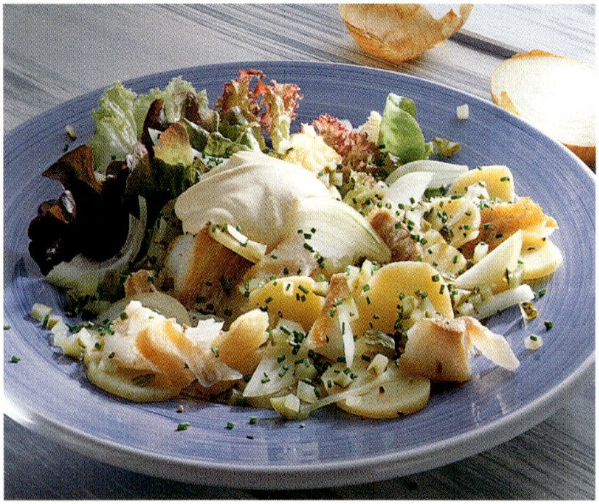

Fisch mit Senfsauce

3 gekochte Kartoffeln (am besten am Vortag gekocht)
100 g gebratenes Fischfilet oder 1 Matjesfilet
1 Zwiebel
1 Gewürzgurke
einige Salatblätter
2 EL Crème fraîche
1 EL mittelscharfer Senf
2 EL Gurkenwasser
Salz
Pfeffer
2 EL Schnittlauchröllchen

Zubereitungszeit: 10 Min.

1 Die Kartoffeln pellen und in Scheiben schneiden. Den gebratenen Fisch mit einer Gabel zerkleinern (Matjes kleinschneiden). Die Zwiebel pellen und in kleine, dünne Streifen schneiden. Die Gewürzgurke würfeln. Die Salatblätter waschen, trockenschütteln und etwas zerpflücken. Die Crème fraîche mit dem Senf und Gurkenwasser verrühren.

2 Kartoffeln mit Zwiebelstreifen und Gurkenwürfeln mischen, salzen und pfeffern und auf den Salatblättern anrichten. Den Fisch darauf verteilen und die Sauce darüber gießen. Mit Schnittlauchröllchen bestreuen.

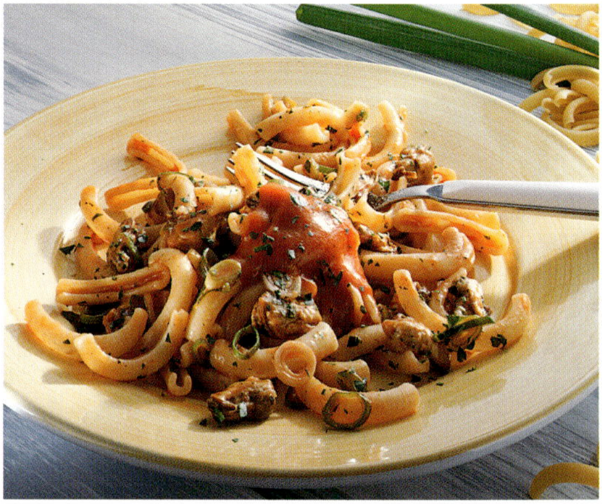

Nudel-Muschel-Salat

1 Portion gekochte Nudeln oder Spätzle
2 Frühlingszwiebeln
1 Knoblauchzehe
3 Stengel glatte Petersilie
1/2 Packung Tomatensauce (etwa 150 g; Fertigprodukt)
Salz
Pfeffer
50 g Muscheln (aus dem Glas) oder Räucherfisch

Zubereitungszeit: 10 Min.
Zeit zum Durchziehen: 30 Min.

1 Die Nudeln kleinschneiden. Frühlingszwiebeln putzen, waschen und in Ringe schneiden, einige zum Garnieren beiseite stellen. Knoblauchzehe pellen und fein würfeln. Die Petersilie waschen, trockenschütteln und einige Blättchen beiseite legen. Die restlichen hacken.

2 In einer Schüssel die Tomatensauce – 2 EL zurückbehalten – mit Zwiebelringen, Knoblauch und Petersilie mischen. Kräftig mit Salz und Pfeffer abschmecken.

3 Nudeln und Muscheln oder zerteilten Räucherfisch mit der Sauce mischen. 30 Min. durchziehen lassen. Mit der zurückbehaltenen Tomatensauce, den restlichen Zwiebelringen und Petersilienblättchen anrichten.

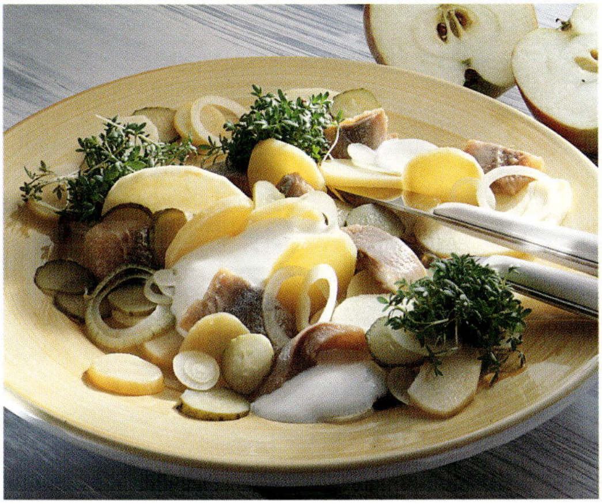

Kartoffelsalat mit Matjes

3 gekochte Kartoffeln (am besten am Vortag gekocht)
1 Zwiebel
1/2 süßlicher Apfel
1 Gewürzgurke
1 Matjesfilet
2 EL Cremquark (0,2 %)
1 EL Crème fraîche
2 EL Gurkenwasser
1 TL Zucker
Salz
Pfeffer
1 Beet Kresse

Zubereitungszeit: 10 Min.

1 Kartoffeln und Zwiebel pellen. Kartoffeln, Zwiebel, Apfel und Gewürzgurke in kleine Scheiben schneiden. Das Matjesfilet in 2 cm breite Streifen schneiden. Alles in einer Schüssel mischen.

2 Den Quark mit Crème fraîche und Gurkenwasser verrühren und kräftig mit Zucker, Salz und Pfeffer abschmecken.

3 Die Sauce über den Salat gießen. Die Kresse vom Beet schneiden und darüber streuen.

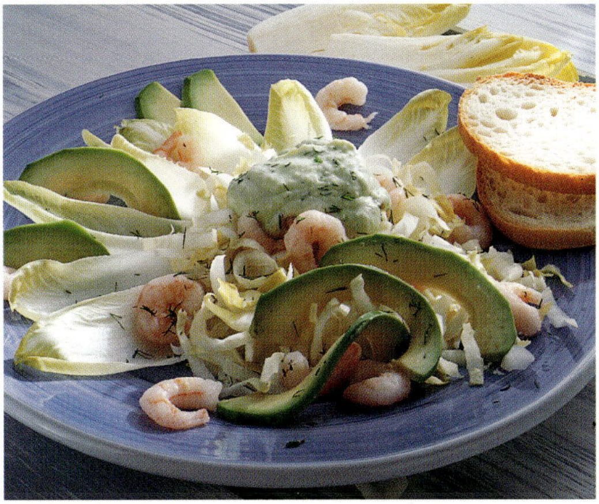

Avocado mit Krabben

1 kleine Avocado
1 Staude Chicorée
50 g Krabbenfleisch
3 EL Zitronensaft
Salz
Pfeffer
2 EL Cremquark (0,2 %)
3 EL gehackter Dill
1 Stück Baguette (etwa 50 g)

Zubereitungszeit: 10 Min.

1 Die Avocado halbieren, den Kern entfernen. Das Fruchtfleisch von einer Hälfte aus der Schale löffeln und in einen Rührbecher geben. Die andere Avocadohälfte schälen und in Scheiben schneiden.

2 Den Chicorée putzen und einige Blätter auf einem Teller ausbreiten. Den restlichen Chicorée in Streifen schneiden und zusammen mit den Avocadoscheiben und den Krabben auf den Chicoréeblättern verteilen. Mit einigen Tropfen Zitronensaft beträufeln, salzen und pfeffern.

3 Zu dem Fruchtfleisch in dem Rührbecher den Cremquark, 2 EL Dill, den restlichen Zitronensaft, Salz und Pfeffer geben. Alles pürieren und als Klecks auf den Salat geben. Mit dem restlichen Dill bestreuen. Dazu gibt es Baguette.

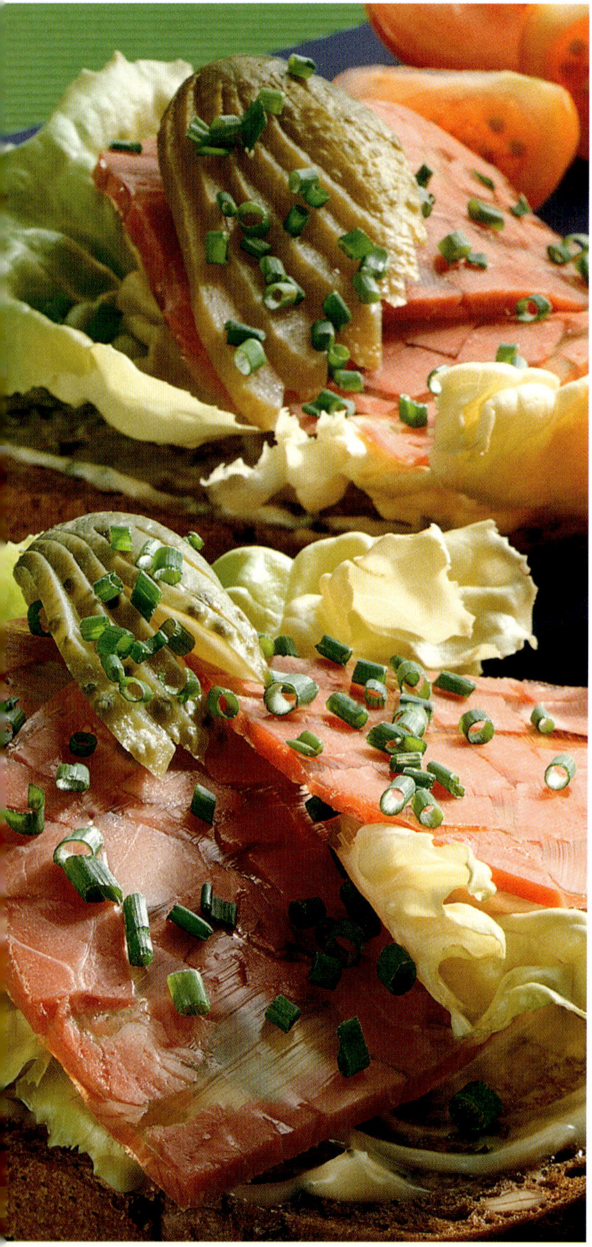

Brot mit Aufschnitt und Gurke

- 2 Scheiben Vollkornbrot
- 2 EL Remoulade (aus der Tube)
- einige Salatblätter
- 50 g Aufschnitt (siehe S. 58)
- Salz
- Pfeffer
- 1 kleine Gewürzgurke
- 3 Tomaten oder 1 Stück Salatgurke
- 2 EL Schnittlauchröllchen

Zubereitungszeit: 10 Min.

1 Die Brotscheiben mit Remoulade bestreichen.

2 Salat waschen, trockenschütteln und auf die Brotscheiben legen.

3 Den Aufschnitt auf die Salatblätter legen und – wenn nötig – mit Salz und Pfeffer würzen.

4 Die Gewürzgurke halbieren, die Hälften fächerförmig einschneiden und auf die Brote legen.

5 Die Tomaten waschen, trockenreiben, die Stielansätze entfernen. Die Tomaten achteln und rund ums Brot legen. Oder die Salatgurke waschen, trockenreiben und mit Schale in dünne Scheiben schneiden. Salzen, pfeffern und mit Schnittlauch bestreuen.

VARIANTEN

Auch Tatar eignet sich als Brotbelag. Tatar mit Salz, Pfeffer und gehackten Kapern mischen. Mit Zwiebelwürfeln bestreuen. Hier können es 100 g sein, weil Tatar ganz mager ist.
Wenn Sie Fleischklößchen oder Frikadellen zubereiten (Rezept S. 32), braten Sie gleich aus 50 g (1/2 Portion) gemischtem Hackfleisch 1 Frikadelle mehr mit. Die Frikadelle in Scheiben schneiden und auf dem Brot verteilen.

Buntes Käsebrot

- 2 Scheiben Vollkornbrot
- 1 EL Butter oder Margarine
- einige Salatblätter
- 50 g Käse (siehe S. 59)
- 1 Tomate
- 1 Frühlingszwiebel
- Salz
- Pfeffer
- 1 Stück Salatgurke

Zubereitungszeit: 10 Min.

1 Das Brot mit Butter oder Margarine bestreichen. Die Salatblätter waschen, trockenschütteln und auf das Brot legen.

2 Die Käsescheiben auf die Salatblätter legen.

3 Die Tomate waschen, trockenreiben, den Stielansatz entfernen. Die Tomate in Scheiben schneiden und auf dem Käse verteilen.

4 Die Frühlingszwiebel putzen, waschen, in dünne Ringe schneiden und darüber streuen. Mit Salz und Pfeffer würzen.

5 Die Gurke waschen, trockenreiben und mit Schale in dünne Scheiben schneiden. Die Gurkenscheiben rund ums Brot legen, mit Salz und Pfeffer würzen.

VARIANTE

Statt Vollkornbrot können Sie auch Vollkorntoast nehmen, das ergibt dann einen Käsetoast: Brot toasten, mit Butter oder Margarine bestreichen. Tomate und Zwiebel darauf verteilen, mit Salz und Pfeffer würzen. Dann den Käse darauf legen und im Backofen übergrillen, bis der Käse goldgelb und etwas zerlaufen ist. Den Toast auf Salatblättern anrichten und Gurkenscheiben rundherum legen.

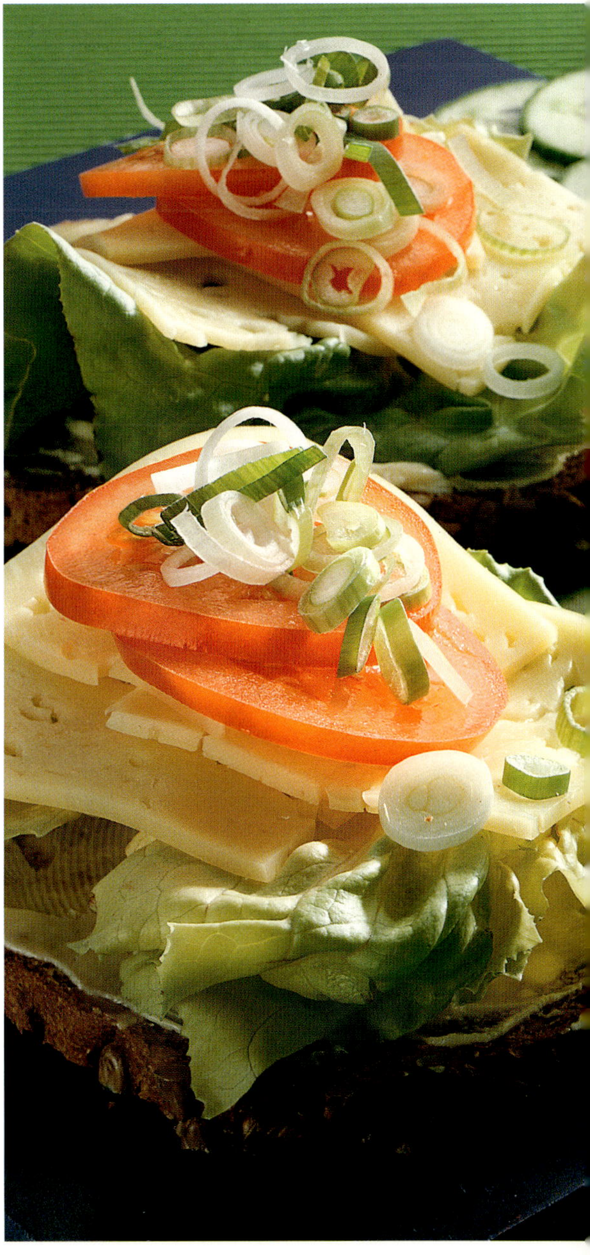

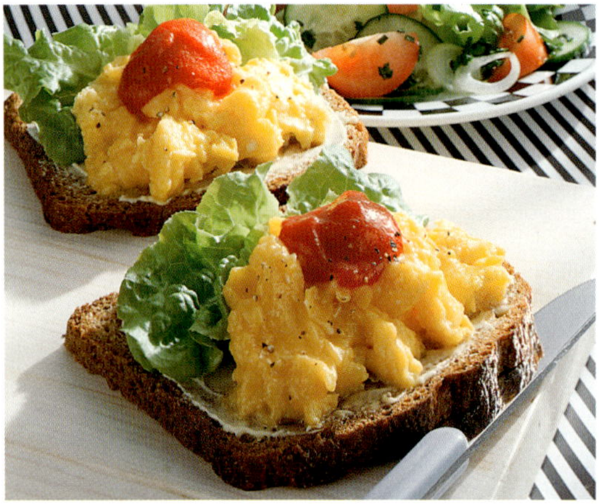

Rührei-Sandwich

1 Portion Salatgemüse (siehe S. 59)
1 EL Zitronensaft
1/2 TL Zucker
Salz
Pfeffer
2 EL Schnittlauchröllchen
2 Eier
1 EL Butter oder Margarine
2 Scheiben Weizenvollkornbrot
2 TL Tomatenketchup

Zubereitungszeit: 10 Min.

1 Das Salatgemüse putzen, waschen, trockenreiben oder -schütteln und zerkleinern. Einige Salatblätter ganz lassen und beiseite legen. Das restliche Salatgemüse mit einer Sauce aus Zitronensaft, 1 EL Wasser, Zucker, Salz, Pfeffer und Schnittlauch auf einem Extrateller anrichten.

2 Die Eier mit wenig Salz und Pfeffer verquirlen. In einer beschichteten Pfanne etwas Butter oder Margarine zerlassen und die Eiermasse darin bei mittlerer Hitze stocken lassen. Dabei gelegentlich umrühren.

3 Die Brotscheiben mit der restlichen Butter oder Margarine bestreichen. Die zurückbehaltenen Salatblätter darauf legen. Das Rührei auf eine Scheibe legen, das Ketchup darauf verteilen, die andere Scheibe darüberklappen. Dazu gibt es den Salat. Das Rührei-Sandwich schmeckt warm und kalt.

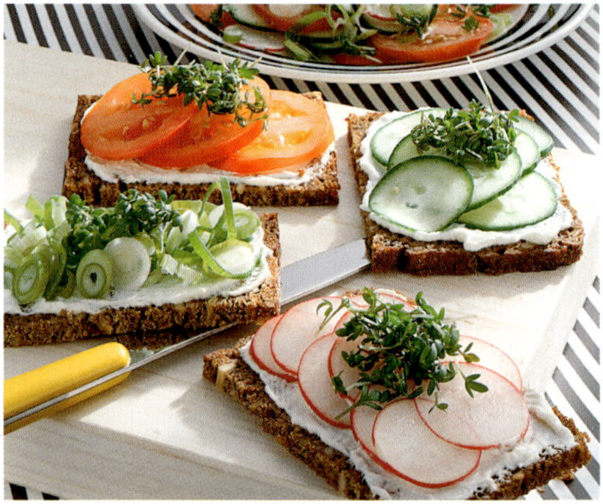

Bunte Quarkbrote

5 EL Cremquark (0,2 %)
1 EL Crème fraîche
Salz
Pfeffer
2 Scheiben Vollkornbrot
1/2 Bund Radieschen
1 Stückchen Salatgurke
1 Tomate
1 Frühlingszwiebel
einige Salatblätter
1 Beet Kresse
1 EL Zitronensaft
1/2 TL Zucker

Zubereitungszeit: 10 Min.

1 Den Quark mit Crème fraîche, wenig Salz und Pfeffer verrühren und auf die Vollkornbrotscheiben streichen. Die Brote halbieren. Radieschen, Gurke, Tomate und Frühlingszwiebel putzen, waschen und jeweils in Scheiben schneiden.

2 Auf eine Brothälfte einige Radieschenscheiben legen, auf die zweite ein paar Gurkenscheiben, auf die dritte einige Tomatenscheiben, auf die vierte Zwiebelringe.

3 Die Kresse vom Beet schneiden, wenig davon auf die Brote streuen.

4 Dazu gibt es einen Salat aus dem restlichen Salatgemüse und der übrigen Kresse mit einer Sauce aus Zitronensaft, 1 EL Wasser, Zucker, Salz und Pfeffer.

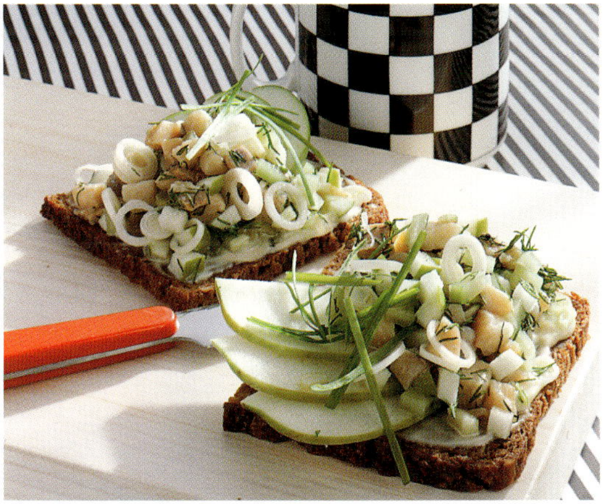

Brot mit Matjestatar

- 1 Matjesfilet
- 1 kleiner süßer Apfel
- 1 Stückchen Salatgurke
- 1 Frühlingszwiebel
- 2 EL gehackter Dill
- Salz
- Pfeffer
- 2 Scheiben Vollkornbrot
- 2 EL Salatcreme

Zubereitungszeit: 10 Min.

1 Das Matjesfilet würfeln. Apfel und Gurke waschen. Den Apfel vierteln, das Kerngehäuse entfernen. Ein Viertel des Apfels würfeln, den Rest in Scheiben schneiden. Die Gurke würfeln. Die Frühlingszwiebel putzen und waschen. Den weißen Teil der Zwiebel in Ringe, den grünen Teil in Streifen schneiden.

2 Matjes-, Apfel- und Gurkenwürfel mit den Zwiebelringen und dem Dill mischen. Mit Salz und Pfeffer abschmecken.

3 Die Brotscheiben mit Salatcreme bestreichen und mit den Apfelscheiben belegen. Das Matjestatar darauf häufen und mit den Zwiebelstreifen bestreuen.

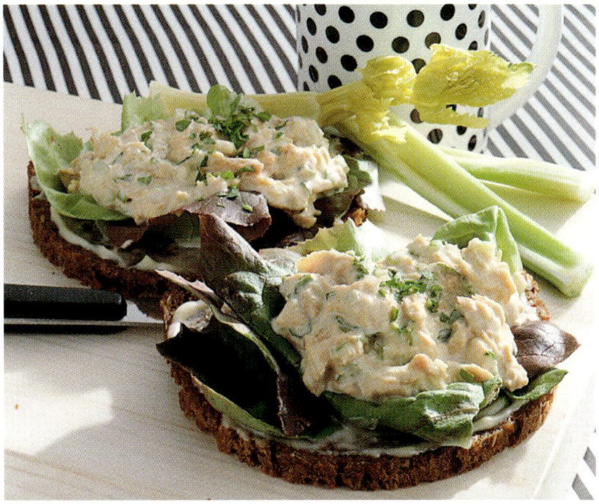

Thunfisch-Sandwich

- 1 kleine Dose Thunfisch im eigenen Saft (Inhalt 65 g)
- 1 Bund Staudensellerie
- einige Salatblätter
- 2 EL Salatcreme
- einige Tropfen Zitronensaft
- Salz
- Pfeffer
- 2 Scheiben Vollkornbrot

Zubereitungszeit: 10 Min.

1 Den Thunfisch gut abtropfen lassen und mit einer Gabel zerpflücken. Staudensellerie putzen und waschen. 1 Stange fein würfeln, den Rest beiseite legen. Das Selleriegrün grob hacken. Die Salatblätter waschen und trockenschütteln.

2 Thunfisch, Selleriewürfel, 1 EL Salatcreme, Zitronensaft, etwas Salz, Pfeffer und Selleriegrün vermischen.

3 Die Brote mit der restlichen Salatcreme bestreichen und mit Salatblättern belegen. Thunfischsalat darauf häufen. Die restlichen Selleriestangen dazu knabbern.

Quark mit Früchten

5 EL Cremquark (0,2 %)
2 EL Crème fraîche
1 EL Zucker oder Honig
1 Vanilleschote
1 Portion frisches Obst (siehe Tips)
1 EL gehackte Nüsse (siehe Tips)
1 Brötchen

Zubereitungszeit: 10 Min.

1 Den Quark mit der Crème fraîche und Zucker oder Honig verrühren. Die Vanilleschote längs aufschneiden, das Vanillemark mit einem Messer herauskratzen und in den Quark rühren.

2 Das Obst waschen, putzen und in kleine Stücke schneiden.

3 Das Obst in einen tiefen Teller geben, den Quark darauf verteilen und mit den Nüssen bestreuen. Dazu gibt es ein Brötchen.

TIPS!

Als Obst eignen sich Erdbeeren, andere frische Beeren wie z. B. Himbeeren, Blaubeeren, Brombeeren oder eine Mischung daraus. Die bekommen Sie auch tiefgekühlt zu jeder Jahreszeit. Vorher bei Zimmertemperatur auftauen lassen. In der Saison können Sie Pfirsiche, Nektarinen, Aprikosen oder Pflaumen nehmen. Im Winter eignen sich Orangen und Mandarinen. Diese sollten Sie immer mit etwas Zitronensaft beträufeln, dann schmecken sie würziger. Auch eine Mischung aus Orange, Banane und Apfel, etwas Zitronensaft, Zucker und Nüssen schmeckt gut. Wenn's ganz schnell gehen soll, können Sie Sauerkirschen aus dem Glas mit dem Vanillequark kombinieren.
Statt Vanilleschote, die sehr teuer ist, können Sie auch Vanillepulver verwenden.
Als Nüsse eignen sich Walnüsse, Haselnüsse und Pistazien. Statt der Nüsse können Sie auch 2 EL Müsli über den Quark streuen.
Statt Quark können Sie auch Joghurt nehmen, besonders gut schmeckt Vanillejoghurt.

Quarkdip mit Rohkost

5 EL Cremquark (0,2 %)
2 EL Crème fraîche
1 Knoblauchzehe
Salz
Pfeffer
1 Beet Kresse
1 Portion Gemüse (siehe Tip)
1 Stück Baguette

Zubereitungszeit: 10 Min.

1 Den Quark mit der Crème fraîche mischen. Die Knoblauchzehe schälen und dazupressen. Mit Salz und Pfeffer würzen. Die Kresse vom Beet schneiden. Drei Viertel der Kresse fein hacken und unter den Quark heben.

2 Den Quark in einem Schälchen anrichten. Den Rest der Kresse als Sträußchen darauf setzen. Das Schälchen auf einen Teller stellen.

3 Das Gemüse putzen, waschen und in Stifte schneiden. Das Gemüse rund um das Schälchen legen.

4 Das Baguette in dicke Scheiben schneiden und dazu essen.

VARIANTEN

Den Quark können Sie auf verschiedene Art abwandeln: mit Schnittlauch, Petersilie oder frischem Estragon, mit gehacktem Selleriegrün, Frühlingszwiebeln oder Zwiebeln. Oder mit 1 Päckchen tiefgekühlten gemischten Kräutern. Oder probieren Sie einmal einen ganz anderen Trick: Mischen Sie unter den Quark 1/2 Portion getrocknete Zwiebelsuppe aus der Tüte.
Statt Cremquark können Sie auch Magerquark verwenden oder Sahnequark (Crème fraîche weglassen) und den Quark mit Mineralwasser glattrühren.
Das Baguette können Sie gegen das luftige italienische Ciabatta (Fladenbrot) oder 1 Vollkornbrötchen, 1 Kümmelstange oder 1 Laugenbrezel austauschen.

TIP!

Hierfür eignen sich alle frischen, knackigen Gemüsesorten, die man roh essen kann: beispielsweise Staudensellerie, Möhren, Kohlrabi, Chicorée, Paprikaschote und Salatgurke.

Im Bild vorne: Quarkdip mit Rohkost
Im Bild hinten: Quark mit Früchten

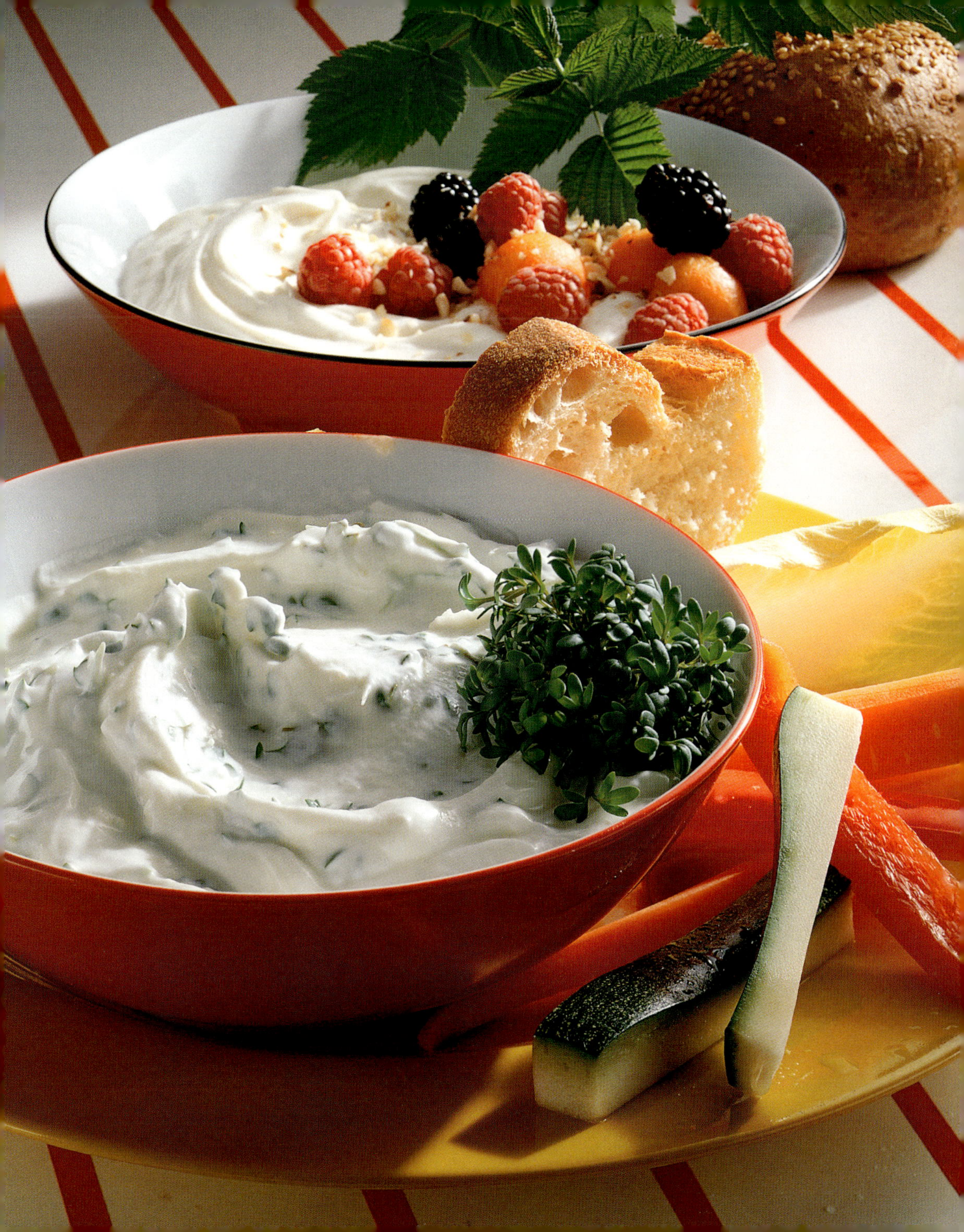

Wochenplanung

Falls Sie noch etwas unsicher in der Zusammenstellung Ihrer Mahlzeiten sind, geben wir Ihnen hier ein paar Vorschläge.
Im Wegweiser auf den Seiten 2–5 finden Sie unter den entsprechenden Stichworten die Rezepte ganz schnell.

Zum Frühstück wechseln Sie zwischen den acht Vorschlägen aus diesem Buch so oft wie möglich (s. Seite 8–11).

Vergessen Sie die Zwischenmahlzeiten (Extras) nicht. Vormittags gibt's Obst oder Rohkost, nachmittags eine Milchspeise (s. Seite 57).

Zum Abendessen und als Lunchpaket gibt's mal ein Brot, mal einen Salat.

Tips für die warmen Mahlzeiten:

Montag
Wenn der Kühlschrank ziemlich leer ist und Sie noch nicht zum Einkaufen gekommen sind: Eiergerichte.

Dienstag
Gerichte mit etwas Aufschnitt, wie z.B. Schinken, Sülze, Krakauer, Frikadellen oder Fleischklößchen.

Mittwoch
Einen vegetarischen Tag sollten Sie in der Woche einplanen. Zum Beispiel Pellkartoffeln mit Quark, Gemüsegratin, gebratener Reis oder Nudeln mit Gemüse.

Donnerstag
Das ist der Geflügeltag. Putensteaks mit Tomatensauce, Huhn mit Champignons.

Freitag
Das ist der Fischtag. Gebratenes Fischfilet, gefüllte Forelle, Pfannfisch.

Samstag
Ein schneller Eintopf oder ein Pfannengericht. Zwiebelpfanne mit Fleischklößchen, Sülze mit Bratkartoffeln, Filet mit Bohnen.

Sonntag
An Sonn- und Feiertagen gibt es die teureren Gerichte. Zwiebelrostbraten, Wiener Schnitzel, Lammkoteletts oder Kalbsleber.

Extras, Tips & Tricks

Extras

Zwei Extras sollten Sie täglich einplanen, eines zwischen Frühstück und Mittagessen, eines zwischen Mittag- und Abendessen. Damit verhindern Sie Heißhunger zwischen den Hauptmahlzeiten, den Sie sonst womöglich wahllos stillen. Außerdem liefern die beiden Zwischenmahlzeiten noch wesentliche Nährstoffe, die zum gesunden Abbau Ihrer Pfunde beitragen.

Milchprodukte

✱ 1 Becher Joghurt, Vanille- oder Früchtejoghurt (3,5 % Fett), Dickmilch oder Kefir.
✱ 5 EL Cremquark mit 1 EL Crème fraîche, Salz, Pfeffer und gehackten Kräutern.

Brote

✱ 1 Scheibe Vollkornbrot mit Cremquark und Schnittlauchröllchen.
✱ 1 Scheibe Vollkornbrot mit Cremquark, Tomaten-, Gurken- oder Radieschenscheiben, Salz, Pfeffer und Schnittlauch.
✱ 1 Scheibe Vollkornbrot mit wenig Butter oder Margarine und Harzer Käse mit Zwiebelringen.
✱ 1 Scheibe Vollkorntoast oder 1 Brötchen mit Cremquark und Honig oder Marmelade.
✱ 1/2 Scheibe Vollkornbrot oder 1/2 Brötchen mit Salatcreme, Salatblatt und 1 Scheibe Roastbeef, Corned beef, gekochtem Schinken, Rindfleisch- oder Geflügelsülze.
✱ 1/2 Laugenbrezel oder Kümmelstange mit wenig Butter.

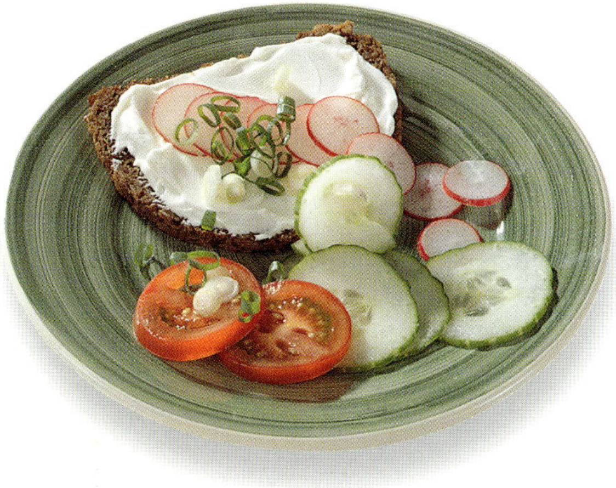

Kleine warme Gerichte

✱ 1 Tasse Brühe (Instant) mit 1/2 Scheibe Vollkornbrot, wenig Butter und Schnittlauch.
✱ 1 heiße Pellkartoffel mit 1 EL Cremquark, Salz, Pfeffer, Kresse oder Schnittlauch.
✱ 1 wachsweich gekochtes Ei mit Salz, Kresse oder Schnittlauchröllchen.
✱ 1 Portion Gemüse (Spinat, Möhren, Kohlrabi, Spargel, Bohnen, Blumenkohl, Brokkoli) in Salzwasser knapp bißfest kochen, mit Salz, Pfeffer, viel gehackter Petersilie würzen und 1 EL geriebenen Käse darauf schmelzen lassen.

Obst und Rohkost

Obst

✱ 1 Portion Obst (Apfel, Birne, Banane, Orange, Mandarine, Nektarine, Pfirsich, Beeren oder Kirschen).
✱ 1/2 Grapefruit mit wenig Zucker oder Honig.
✱ Obstsalat aus 1 Banane, 1/2 Orange, Orangen- und Zitronensaft, Zucker und 1 EL gehackten Wal- oder Haselnüssen.

Rohkost

✱ 1 Portion Salatgemüse mit einer Sauce aus 1 EL Olivenöl, 1 EL Zitronensaft, 1 EL Wasser, Salz, Pfeffer und frischen Kräutern.
✱ 1 Portion knackiges Gemüse (Möhren, Staudensellerie, Kohlrabi, Paprikaschote, Gurke) in Stifte schneiden. Dazu ein Dip aus 2 EL Cremquark, Salz, Pfeffer und 1 EL gehackten Kräutern.
✱ 1 Möhre und 1 kleinen Apfel oder 1 Stück Sellerie raspeln, mit einigen Tropfen Zitronensaft, Zucker, Salz, Pfeffer und 1 EL gehackten Haselnüssen mischen.

Tips & Tricks

Aufschnitt
Zu den mageren Aufschnittsorten zählen: Roastbeef, gekochter Schinken, Sülze (Fleisch oder Geflügel), deutsches Corned beef, Frühstücksfleisch, Kasseler, Putenbrust und jede Art von Geflügelwurst. Hier reichen grundsätzlich 50 g.

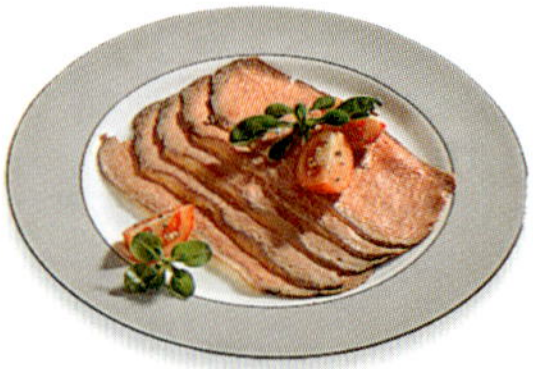

Bratfett
Zum Braten verwenden Sie am besten ein Gemisch aus Pflanzenöl und Butter (oder Margarine) im Verhältnis 1:1.

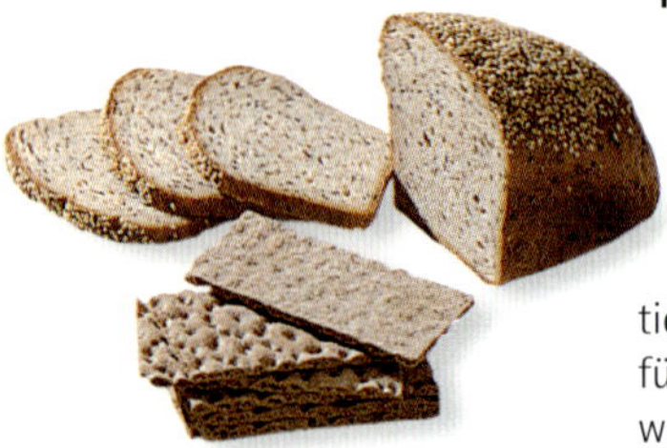

Brot
Halten Sie sich an Vollkornbrot oder -brötchen. Für Abwechslung können Sie aber auch mit Milch- oder Mohnbrötchen und Laugenbrezeln oder Kümmelstangen sorgen. Baguette können Sie gegen das luftige italienische Fladenbrot (Ciabatta) austauschen. 1 Scheibe Vollkornbrot können Sie auch durch 3 Scheiben Knäckebrot ersetzen.

Fett
Fett macht fett. Sparen Sie, wo Sie können. Zum Braten genügen häufig wenige Tropfen Öl, die Sie mit Küchenpapier in der Pfanne verreiben. Überschüssiges Bratfett nicht über das Gericht gießen, sondern wegschütten. Als Brotaufstrich können Sie Butter, Margarine, Frischkäse, Quark, Salatcreme oder Remoulade nehmen – auch Senf oder Ketchup.

Fisch
Die magersten Sorten: Filet (Kabeljau, Rotbarsch, Seelachs, Scholle), Forelle. Lachs ist fetter. 1 Portion sollte 150 g wiegen, für Ragouts kann es weniger sein.

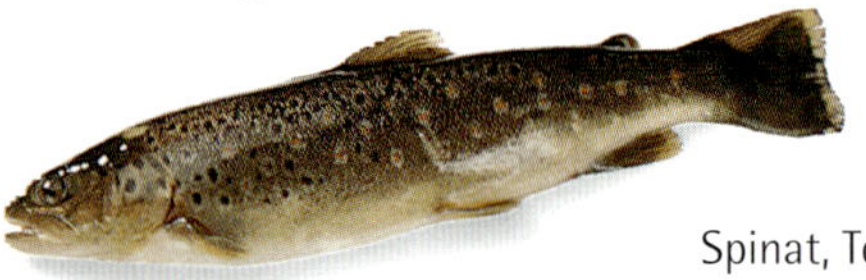

Fleisch
Die magersten Sorten sind: Filet, Schnitzel, Kotelett (Fettrand bis auf einen kleinen Rest entfernen). 1 Portion für eine warme Mahlzeit: nicht mehr als 150 g. Für Geschnetzeltes und Gehacktes reichen auch 100 g oder weniger.

Geflügel
Die magersten Sorten: Hähnchen- und Putenbrust. Nicht ganz so fettarm: Hähnchenschenkel und Geflügelleber. 1 Portion sollte 150 g wiegen, mit Knochen etwa 200 g.

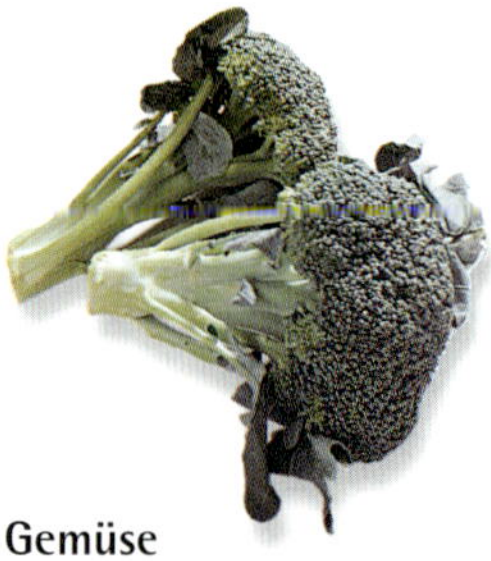

Gemüse
Für die warmen Mahlzeiten: Blumenkohl, Broccoli, Bohnen, Chicorée, Erbsen, Gurken, Kohl, Kohlrabi, Lauch, Mais (tiefgekühlt oder aus der Dose), Möhren, Paprikaschoten, Pilze (Champignons, Pfifferlinge, Shiitake, Steinpilze), Spinat, Tomaten, Tomatensauce (Fertigprodukt), Zucchini und Zuckerschoten. Das Gemüse waschen, putzen, und dann sollte 1 Portion etwa 150 g wiegen. Eine Mischung aus mehreren Sorten, zusammen 150 g, kann es auch sein.

Getränke
Ganz wichtig: Trinken Sie viel, wenn Sie erfolgreich abnehmen und Ihr Gewicht später halten wollen. 2 Liter am Tag sollten es sein: zum Beispiel Kaffee, Tee (alle Sorten), Mineralwasser (mit und ohne Kohlensäure), Obstsäfte (mit Wasser verdünnen) und Gemüsesäfte. Mit dem Abnehmen klappt es besser, wenn Sie alkoholische Getränke meiden. Wenn Sie aber auf Ihren Wein nicht verzichten wollen, trinken Sie ihn mit Wasser verdünnt als Schorle.

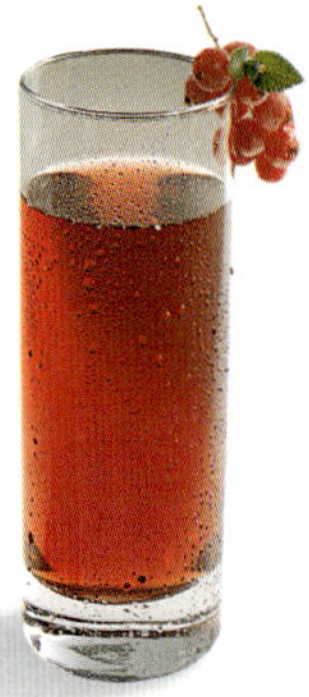

Gewürze und Kräuter
Mit Gewürzen und frischen und getrockneten Kräutern können Sie großzügig umgehen, nur mit Salz sollten Sie sparsam sein. Frisch gemahlener Pfeffer aus der Mühle schmeckt besser als Pfeffer aus dem Pfefferstreuer.
Getrocknete Gewürze kühl und dunkel lagern, nur kleine Mengen kaufen. Frische Kräuter (Petersilie, Schnittlauch, Dill) waschen, trockenschütteln und in Küchenpapier im Gemüsefach kühl lagern. Übrigens, glatte Petersilie ist würziger als krause.

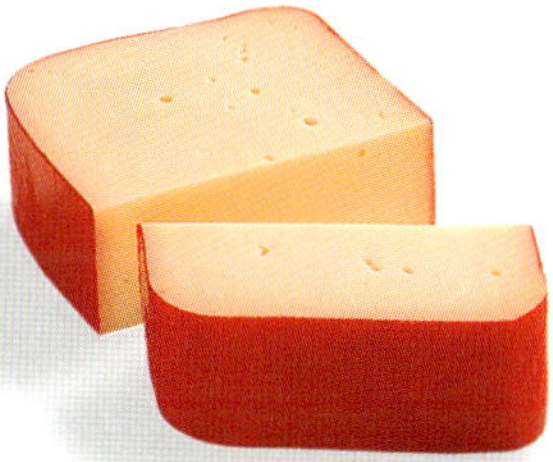

Käse
Sie können alle Käsesorten mit 45 % Fett i. Tr. oder weniger nehmen: Emmentaler, Edamer, Gouda, Tilsiter und Limburger. Bei Edelpilzkäse, wie z.B. Gorgonzola, Roquefort, Brie und Camembert, lassen Sie besser das Streichfett (Butter oder Margarine) weg.

Kettenkochen
Damit Sie nicht zweimal am Tag kochen müssen, kochen Sie bei der warmen Mahlzeit gleich 1 oder 2 Portionen Beilagen mehr mit, mit denen Sie dann eine warme oder kalte Mahlzeit schneller zubereiten können. Das gilt auch für Fleischstükke, die gleich mitgebraten werden können.
Gekochte Kartoffeln und Nudeln, gekochter Reis und gebratenes Fleisch oder gebratener Fisch halten sich im Kühlschrank 2 Tage.
Im Wegweiser auf den Seiten 2–5 können Sie sehen, welche Mahlzeiten Sie verketten können.

Öl
Verwenden Sie zum Braten Pflanzenöl, denn das können Sie hoch erhitzen. Für Salate nehmen Sie besser Olivenöl.

Pilze
Am besten nur mit einer kleinen Bürste oder mit einem Messer putzen. Möglichst nicht waschen!

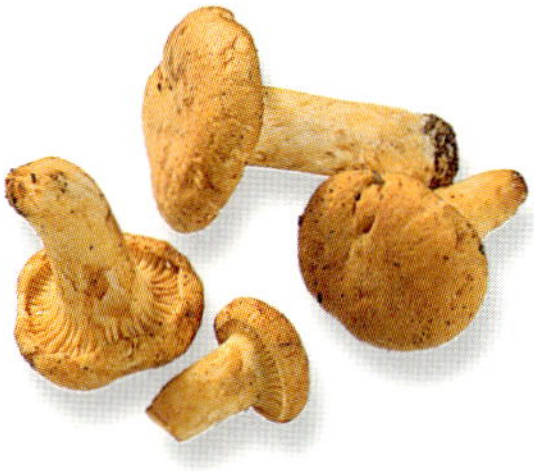

Pfanne
Eine Pfanne mit einer einwandfreien Beschichtung sollte zu Ihrem Haushalt gehören. Darin backt nichts an, und Sie sparen viel Fett.

Quark
Von allen Quarksorten schmeckt die Mischung von Cremquark (0,2 %) und Crème fraîche im Verhältnis 5:1 am besten. Sie eignet sich für süße und salzige Quarkgerichte.

Salatcreme
Das ist eine Art Mayonnaise, allerdings auf Joghurt-Basis, deshalb nur halb so fett.

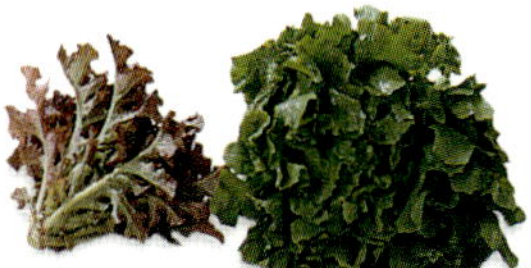

Salatgemüse
Dazu zählen alle Blattsalate, aber auch Tomaten, Gurken, Champignons, Paprikaschoten, Zwiebeln usw., alles, was roh gegessen werden kann. Für 1 Portion sollten es, geputzt gewogen, mindestens 150 g sein.

Salatsauce
Einfachste Version: Je 1 EL Olivenöl, Zitronensaft und Wasser mit 1/2 TL Zucker, etwas Salz und frisch gemahlenem weißem Pfeffer verquirlen.

Süßen mit Zucker
Zucker kommt in diesem Buch nur in kleinen Mengen vor, deshalb sollten Sie auch Zucker und nicht Süßstoff verwenden. Süßstoff kann den Hunger auf Süßes anheizen.

Vorräte
Damit Sie alle Gerichte aus diesem Buch zubereiten können, sollten Sie bestimmte Lebensmittel im Vorrat haben. Zu den Zutaten, die nicht immer frisch eingekauft werden müssen, gehören u.a.: Brot, Butter, Eier, Käse, Milchprodukte, Öl, Kartoffeln, Reis und Nudeln. Von denen, die frisch eingekauft werden müssen, sollten Sie einen kleinen Vorrat für 2–3 Tage haben und gut gekühlt lagern: Obst, Gemüse, Fisch, Geflügel oder Fleisch, Aufschnitt, frische Kräuter. Organisieren Sie es so, daß Sie nicht öfter als zwei- bis dreimal in der Woche einkaufen müssen. Das gelingt leicht, wenn Sie ein Gefrierfach zum Zwischenlagern haben.

Mengen & Gewichte

Die Gewichte beziehen sich auf geputzte Portionen, also auf den eßbaren Anteil, ohne Strunk, Kerne, Knochen, Gräten, Haut oder Schale. Messen Sie einmal 1 Tasse und 1 Eßlöffel aus und verwenden Sie immer dieselben Gegenstände zum Abmessen, dann brauchen Sie nichts abzuwiegen.

- 1 Tasse entspricht einer normalen Kaffeetasse, das sind 150 ml.
- 1 TL, ein normaler Kaffeelöffel, faßt 5 ml.
- 1 EL, ein normaler Suppenlöffel, faßt 10 ml.

Portionsgrößen

1 Portion	Kartoffeln, 3 Stück	150 g
1 Portion	Reis, 1/2 Tasse	50 g
1 Portion	Reis, gekocht	125 g
1 Portion	Nudeln, Spaghetti, Spätzle	75 g
1 Portion	Nudeln, Spaghetti, Spätzle, gekocht	250 g
1 Portion	Brot, Baguette, Ciabatta	50 g
1 Portion	Salatgemüse	150 g
1 Portion	Gemüse	150 g
1 Portion	Obst	150 g
1 Portion	Fisch, Fleisch oder Geflügel	max. 150 g
1 Portion	Magerquark, Cremquark, 5 EL	min. 100 g

Kalorien pro Mahlzeit

Frühstück	300 kcal	1250 kJ
Warme Mahlzeit	600 kcal	2500 kJ
Kalte Mahlzeit oder Lunchpaket	450 kcal	1900 kJ
Extra-Mahlzeit	75 kcal	300 kJ
Extra-Mahlzeit	75 kcal	300 kJ
5 Mahlzeiten pro Tag im Durchschnitt	=1500 kcal	6250 kJ

Fett & Öl

			kcal/kJ
1 EL	Butter o. Margarine	10 g	75/314
1 TL	Butter o. Margarine	5 g	38/158
1 EL	Öl	10 g	90/377
1 TL	Öl	2 g	18/75
1 EL	Bratfett (Öl & Butter)	7 g	56/234
1 EL	Crème fraîche	20 g	58/243
1 EL	Frischkäse	20 g	59/247
1 EL	Salatcreme	20 g	56/234
1 EL	Remoulade	20 g	138/579
1 EL	Nüsse	10 g	70/293

Tabelle zur Erfolgskontrolle

Startgewicht in kg ➡➡➡

Tragen Sie in das oberste Feld Ihr Startgewicht in kg ein.
In jedem Feld nach unten immer 1 kg weniger eintragen. Wenn Sie unten angekommen sind, müßten es 20 kg weniger sein.

Wiegen Sie sich jede Woche. Machen Sie in der Höhe Ihres neuen Gewichtes und in der entsprechenden Kurwoche ein Kreuzchen. Verbinden Sie das Kreuzchen von der vergangenen Woche mit dem neuen.

Beispiel:

	1.	2.	3.	4.
80 kg	X			
79 kg				
78 kg		X		
77 kg			X	
76 kg				
75 kg				X

In dieser Tabelle können Sie Ihre Abnehmerfolge festhalten.

	1.	2.	3.	4.	5.	6.	7.	8.	9.	10.	...	Woche
... kg												
kg												
kg												
kg												
kg												
kg												
kg												
kg												
kg												
kg												
kg												
kg												
kg												
kg												
kg												
kg												
kg												
kg												
kg												
kg												
kg												

Impressum

Redaktion: Christine Wehling
Lektorat: Claudia Daiber, Gerlinde Wiesner
Layout, Typographie und Umschlaggestaltung: Heinz Kraxenberger
Satz und Herstellung: BuchHaus GmbH Robert Gigler
Produktion: Helmut Giersberg
Fotos: Odette Teubner
Reproduktion: Fotolito Longo, I-Frangart
Druck: Appl, Wemding
Bindung: Sellier, Freising

Helga Köster
ist eine der erfahrensten Diät-Journalistinnen. Sie ist bekannt geworden als Autorin der »Brigitte-Diät«. Für den Gräfe und Unzer Verlag hat die in Hamburg lebende Autorin eine Kochbuchreihe mit schnellen und leichten Gerichten für Singles geschrieben.

Odette Teubner
wuchs bereits zwischen Kameras, Scheinwerfern und Versuchsküche auf. Ausgebildet wurde sie durch ihren Vater, den international bekannten Food-Fotografen Christian Teubner. Nach einem kurzen Ausflug in die Modefotografie kehrte sie in die Foodbranche zurück und hat seitdem das seltene Glück, Beruf und Hobby zu vereinen. Odette Teubner liebt die tägliche Herausforderung, die Frische und Natürlichkeit der Lebensmittel optimal in Szene zu setzen.

GASHERD-TEMPERATUREN

Die Temperaturstufen bei Gasherden variieren von Hersteller zu Hersteller. Welche Stufe Ihres Herdes der jeweils angegebenen Temperatur entspricht, entnehmen Sie bitte der Gebrauchsanweisung.

ABKÜRZUNGEN

TL = Teelöffel
EL = Eßlöffel
Msp. = Messerspitze

kJ = Kilojoules
kcal = Kilokalorien